U0295625

光动力疗法
妇科应用手册

名誉主编　魏丽惠

主　编　狄　文

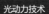

光动力技术

光动力妇产科在线

码上关注，线上精彩；轻松一扫，资讯即来。

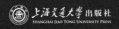
上海交通大学出版社
SHANGHAI JIAO TONG UNIVERSITY PRESS

内容提要

本手册是一部全面介绍光动力疗法在妇科领域应用的专业手册,旨在为妇科医生提供详尽且系统的操作指南。手册内容包含光动力疗法的基础知识点、适应证与禁忌证、临床操作流程、临床应用案例以及常见临床问题的解答,覆盖了从理论基础到实际操作的全方位知识,特别是在宫颈、阴道、外阴鳞状上皮内病变、外阴硬化性苔藓、尖锐湿疣等女性下生殖道疾病的治疗方案和案例分析部分进行了重点阐述,为妇科临床医生提供参考。

图书在版编目(CIP)数据

光动力疗法妇科应用手册/狄文主编. —上海:
上海交通大学出版社,2024.4
ISBN 978 - 7 - 313 - 30618 - 0

Ⅰ.①光… Ⅱ.①狄… Ⅲ.①妇科病−光疗法−手册
Ⅳ.①R711.05 - 62

中国国家版本馆 CIP 数据核字(2024)第 078327 号

光动力疗法妇科应用手册
GUANGDONGLI LIAOFA FUKE YINGYONG SHOUCE

主　　编:狄　文			
出版发行:上海交通大学出版社		地　　址:上海市番禺路 951 号
邮政编码:200030		电　　话:021 - 64071208
印　　制:上海万卷印刷股份有限公司		经　　销:全国新华书店
开　　本:787mm×1092mm　1/32		印　　张:5.5
字　　数:88 千字			
版　　次:2024 年 4 月第 1 版		印　　次:2024 年 4 月第 1 次印刷
书　　号:ISBN 978 - 7 - 313 - 30618 - 0			
定　　价:35.00 元			

版权所有　侵权必究
告读者:如发现本书有印装质量问题请与印刷厂质量科联系
联系电话:021 - 56928178

编 委 会

名誉主编　魏丽惠　北京大学人民医院

主　　编　狄　文　上海交通大学医学院附属仁济医院

副 主 编　隋　龙　复旦大学附属妇产科医院

　　　　　孟元光　中国人民解放军总医院妇产医学部

　　　　　王沂峰　南方医科大学珠江医院

　　　　　黄　正　福建师范大学

秘　　书　邱丽华　上海交通大学医学院附属仁济医院

编　　委（按姓氏笔画排序）

　　　　　马　杰　安徽中医药大学第一附属医院

　　　　　王　悦　河南省人民医院

　　　　　付晓宇　中国人民解放军总医院妇产医学部

　　　　　曲中玉　山东第一医科大学附属省立医院

　　　　　　　　　（山东省立医院）

　　　　　刘　鸣　山东第一医科大学附属省立医院

　　　　　　　　　（山东省立医院）

　　　　　刘志红　北京大学深圳医院

　　　　　李长忠　北京大学深圳医院

李立安　中国人民解放军总医院妇产医学部

杨秋云　河南省人民医院

吴　丹　上海交通大学医学院附属国际和平妇幼保健院

张友忠　山东大学齐鲁医院

张春燕　郑州大学第一附属医院

张梦真　郑州大学第一附属医院

陈　忆　上海交通大学医学院附属国际和平妇幼保健院

陈　炎　安徽医科大学第一附属医院

周家德　安徽医科大学第一附属医院

赵卫东　安徽中医药大学第一附属医院

侯　君　北京大学深圳医院

莫雯驭　南方医科大学珠江医院

贾　琳　山东大学齐鲁医院

顾李颖　上海交通大学医学院附属仁济医院

序

　　妇女和儿童的健康,作为国家与社会发展的根基,历来受到党和政府的高度重视。它不仅关乎个体的福祉,更与整个社会的和谐稳定息息相关。近年来,光动力疗法在妇科领域的应用得到关注。光动力疗法是一种药械结合的治疗方法,通过光化学反应选择性破坏病变组织,而对正常组织损伤轻微,具有创伤小、不良反应少、选择性好、可重复、迅速恢复等特点,在女性下生殖道鳞状上皮内病变、尖锐湿疣及外阴硬化性苔藓等疾病上的临床应用逐渐增多,并取得了明确的效果。我们于2022年发布了《氨基酮戊酸光动力疗法在女性下生殖道疾病的临床应用专家共识》,明确了光动力疗法在宫颈/阴道/外阴鳞状上皮内病变、外阴硬化性苔藓、尖锐湿疣等多种疾病中的临床应用建议。

　　有鉴于此,我们深感有必要为广大妇科医生提供一本详尽且系统的光动力疗法操作手册,以指导临床规范地开展光动力疗法。多名有临床经验的专家，经过反复的讨论和修改，完成了本手册。本手册涵盖了光动力疗法的基础知识、操作规程、适应证、治疗方案，以及常见的答疑解惑等内容，相信本手册的发行将使妇科医生更深入地了解光动力疗法的背景并开展规范操作，使广大女性患者获益。

光动力疗法在妇科下生殖道疾病中应用的时间不长，作为妇科领域中一种新的治疗方法还需要继续探索，积累更多的经验。

最后感谢狄文教授和参加编写的各位妇产科专家。感谢你们为本手册付出的辛勤劳动，使得这本手册得以面世，成为妇科医生临床应用光动力疗法的参考资料。期待本书的出版能提升妇科治疗的水准，助推妇女儿童健康事业更上一层楼。

中国优生科学协会阴道镜和
宫颈病理学分会（CSCCP）　　主任委员
北京大学妇产科学系　名誉主任
北京大学人民医院　　　教授
魏丽惠

前 言

妇女儿童健康是国家健康水平、生活质量和文明程度的重要体现,而重视妇女常见病的筛查和诊断,加强妇女常见病有效治疗手段的普及,是妇幼健康提升的必经之路。

医疗技术的进步为妇科疾病治疗带来了新的希望,其中,5-氨基酮戊酸光动力疗法(ALA-PDT)尤为引人注目。自1990年以来,ALA-PDT在肿瘤、癌前病变、感染性疾病以及鲜红斑痣等领域应用广泛,并取得了显著疗效和瞩目成果。

近年来,ALA-PDT在妇科领域发展迅速,作为一种新的治疗手段,在下生殖道鳞状上皮内病变、外阴硬化性苔藓和尖锐湿疣等女性下生殖道相关疾病中应用逐渐增多,且疗效显著,具有创伤小、特异性好、不良反应少、可重复治疗等优点。为帮助妇科医生更好地了解和应用光动力疗法,我们编写了本书。

本书从实用性出发,简要介绍了光动力作用机制，并全面概述了临床应用规范与操作流程，同时结合大量临床实例与病例解析，便于医生迅速查阅和参考学习。此外，本书还汇总了光动力疗法在妇科应用中的常见问题及专家解答，以启发读者深入思考。

本书的编撰得益于魏丽惠教授的指导，以及众多医学专家、临床医生和研究人员的辛勤付出，他们的专业知识为本书提供了坚实基础。我们坚信，通过阅读本书，读者将更深入地了解光动力疗法在女性下生殖道疾病治疗中的应用价值，并为女性健康事业的发展贡献力量。

中国医师协会妇产科医师分会　　会长
中华医学会妇产科学分会　副主任委员
上海交通大学医学院附属仁济医院
教授、主任医师
狄　文

目　录

第一章　基础知识点

光动力疗法（photodynamic therapy，PDT）是一种独特的药械联用技术，分为局部或系统给予光敏剂（药）和使用特定光源（械）照光两个步骤，以光敏剂、光和氧的相互作用为基础，利用光动力学反应进行疾病诊断和治疗。

使用"光"来治疗疾病，最早可以追溯到约3 000年前的古埃及。据史料记载，古埃及人曾运用光化学原理缓解白癜风所引发的色素减退。而近代科学家对光动力现象的认知始于1 900年前后，德国学者观察到光照至吖啶类药物可对草履虫产生杀伤作用。此后，随着第一代光敏剂血卟啉衍生物（hematoporphyrin derivative，HpD）的诞生，人们对PDT的作用、机制和应用做了大量探索及研究。但第一代光敏剂因其长时间的皮肤光毒性问题，临床应用面临诸多限制。进入20世纪80年代，PDT的临床应用及药物研发取得进一步突破，诞生了多种新型光敏剂，也被称为第二代光敏剂。

在光敏活性、吸收光谱和组织选择性方面,第二代光敏剂比起第一代光敏剂有着显著优势。第二代光敏剂大多为单体化合物,其克服了第一代光敏剂的不足,光敏期较短,更加符合理想光敏剂的要求。PDT除了应用于肿瘤疾病外,也可应用于多种良性疾病,进一步推动了它的多学科应用与多适应证发展。

PDT具有以下优势:①无创或微创,治疗采用局部或系统给药并使用特定光源照光,避免了手术造成的痛苦和创伤;②高度选择性,可选择性地作用于病变组织,对病灶周边的正常组织损伤轻微;③不良反应少,不易引起出血、感染、瘢痕等不良反应;④可重复治疗,无耐药性,不会因多次光动力治疗而增加毒性反应。

良好的治疗效果与PDT的作用机制息息相关,本章将详细介绍PDT的3个基本要素及其作用机制。

· 第一节 ·
光动力疗法三要素

光敏剂、光和氧被称为PDT的三要素(图1-1)。使用光敏剂后,光敏剂被病变细胞选择性吸收并蓄积;当受到特定波长的光照射时,光敏剂能够吸收光子的能量传递至周围的分子氧,生成单态氧、氧自由基等活性氧物质,并通过氧化损伤作用破坏靶组织细胞器的结构和功能,达到治疗目的。

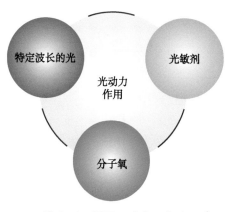

图 1-1 PDT 三要素示意图

一、光敏剂

目前,国内外已有多种光敏剂获得批准并应用于临床,包括但不限于卟啉、二氢卟吩、染料等。上述光敏剂的核心结构主要为四吡咯杂环,该结构使光敏剂具有特殊的光学特性,能够吸收特定波长的光子,并产生光物理与光化学反应。

5-氨基酮戊酸(5-aminolevulinic acid,ALA)是卟啉和血红素生物合成的起始物。ALA 在线粒体内可转化为原卟啉 Ⅸ(protoporphyrin Ⅸ,

PpⅨ),PpⅨ是 ALA 介导的光动力疗法中的关键光敏物质(图 1-2)。5-氨基酮戊酸光动力疗法(5-aminolevulinic acid-mediated photodynamic therapy,ALA-PDT)已成为光动力医学的重要分支。

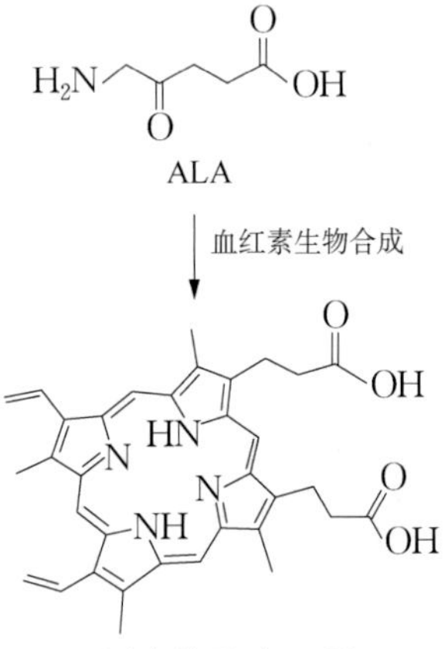

图 1-2 ALA 及其产物 PpⅨ

目前我国可局部应用的光敏剂药物为艾拉®,于 2007 年获国家食品药品监督管理局批准使用。其有效成分为盐酸氨酮戊酸(ALA HCl),常被简称为 ALA,化学名称为 5-氨基-4-氧戊酸盐酸盐,分子式为 $C_5H_{10}ClNO_3$,分子量为 167.59,是白色至灰白色结晶固体,可溶于水,但在水溶液中不稳定。(本手册主要以 ALA 为例,深入探讨 PDT 的应用。)虽然 ALA 也被称为第二代光敏剂,但其本身不具有光敏性,需要通过一系列酶促反应在线粒体内合成光敏性很强的 PpⅨ 后产生光动力效应。因此本质上,ALA - PDT 中的光化学、光物理和光生物作用是通过 PpⅨ 介导的。

PpⅨ 是一种有机化合物,分子量为 562.66,它拥有理想光敏剂所需的基本属性。由于 PpⅨ 在血液中具有较短的半衰期,其导致的系统性或局部皮肤光毒性时间也相对较短,因此,相较于其他光敏剂,ALA 的临床应用具有显著优势。

二、光

光作为 PDT 不可或缺的要素,对 PDT 效果有重要影响,其主要作用是激活光敏剂,产生光动力作用。不同组织具有特异的光吸收特性,从紫外线到近红外线对生物组织显示出不同的穿透能力(图 1 - 3),但同时,光的能量也会随着波长的增加而减弱,因此,光源的选择要考虑光敏剂对应的光吸收峰值,选择的波长既要能达到一定组织深度,同时又要保障足够的能量密度激活光敏剂。

ALA - PDT 所配套的光源需与 PpⅨ 吸收光谱相匹配(图 1 - 4)。目前国内外 ALA - PDT 使用的光源主要有红光(波长 630〜635 nm)和蓝光(波长 410 nm 左右),为了达到足够的组织深度,妇科

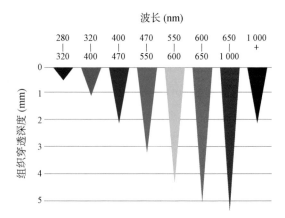

图 1-3　不同波长的光在皮肤组织中的穿透深度

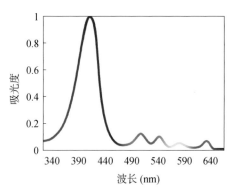

图 1-4　PpⅨ吸收光谱示意图

ALA-PDT治疗更推荐选择红光(630～635 nm)。此外,为了达到预期临床疗效,PDT治疗时还需考虑病灶的大小、数量与解剖位置,采用个体化照光方式进一步提高PDT疗效。

三、氧

氧分子是一种十分活泼的分子,大部分元素都能与氧分子发生反应,生物细胞组织中的氧分子以最稳定的三线态氧即分子氧(O_2)形式存在。而PDT是一个需氧和耗氧的过程。

当特定波长的光照射时,光敏剂吸收光子能量后由基态 S_0(低能量)激发到单线态 S_1(高能量),处于单线态的光敏剂一部分以产生荧光的方式回到基态,一部分通过系间窜跃转化为稍低能量的激发三线态 T_1,T_1 的光敏剂可以将能量传递给周围的三线态氧分子,使后者形成氧化活性很强的单态氧($^1O_2$)和其他活性氧(reactive oxygen species,ROS),从而发挥光动力效应(图 1 - 5)。

第二节
光动力疗法的作用机制

一、ALA/PpIX 的代谢

作为血红素生物合成的重要环节,ALA 与 PpIX 的合成代谢在正常情况下是受到严格控制的。ALA 合成酶是重要的限速酶,机体通过细胞内血红素的含量反馈抑制 ALA 合成酶,并通过抑制 ALA 合成酶的合成,控制 ALA 的合成和浓度,

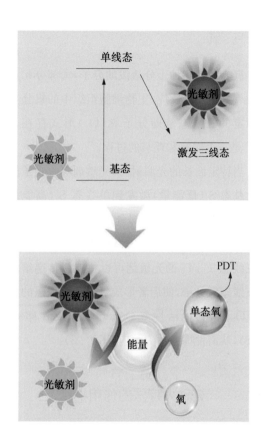

图 1-5　PDT 机制示意图

所以体内不会出现 ALA 的过量蓄积,并维持稳定的 PpIX 水平。

而在皮肤、黏膜局部使用了 ALA 药物后,过量外源性 ALA 进入细胞,其反馈抑制及中间化合物代谢合成的正常机制被干扰,从而导致短时间内过量产生的内源性 Pp IX 积聚。同时,病变细胞中血红素生物合成通路的酶活性出现变化,在外源性 ALA 的综合作用下,最终导致内源性 Pp IX 在肿瘤细胞或增生旺盛的细胞中蓄积,为光动力治疗提供了重要物质基础(图 1-6)。

二、PDT 的生物作用机制

在光动力治疗过程中,体内靶向蓄积的 Pp IX 被特定波长的光激发,将能量传递给周围的分子氧,最终产生一系列生物学效应,达到清除病灶的目的(图 1-7)。PDT 的具体生物机制取决于细胞类型、光敏剂的亚细胞分布和浓度、光的波长和强度以及氧分压。

1. 杀伤病变细胞

PDT 可通过启动多种细胞死亡途径(包括凋亡、坏死和自噬)直接杀伤病变细胞。当靶细胞和组织中的单态氧以及其他 ROS 的积累超过细胞和组织自身的抗氧化能力后,可引起不可逆的细胞和组织氧化损伤,如引起线粒体、细胞膜和核酸的损伤,诱发不同程度的坏死、凋亡、自噬和副凋亡等细胞死亡通路,这些细胞光毒性可直接导致癌细胞或其他增生活跃的细胞死亡。

2. 微血管损伤

光动力作用可直接或间接损伤微血管的内皮

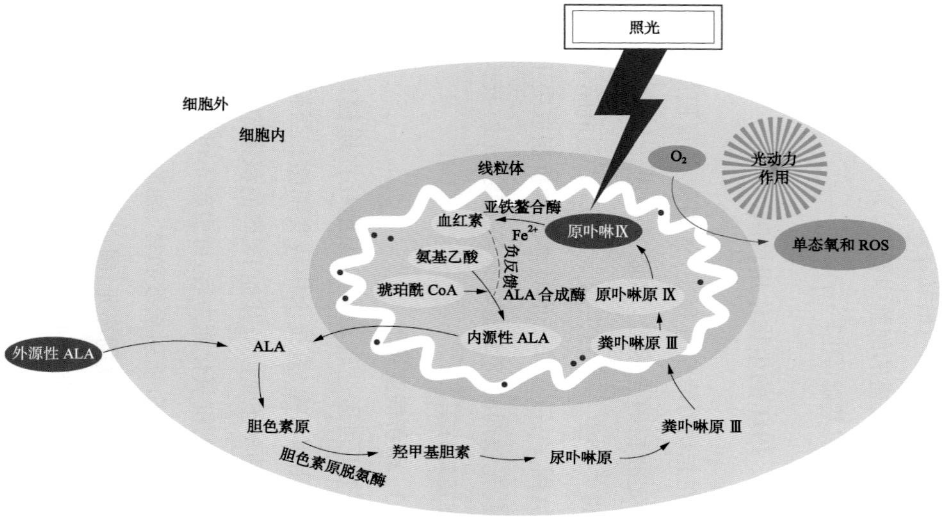

图 1-6　ALA 作用机制图

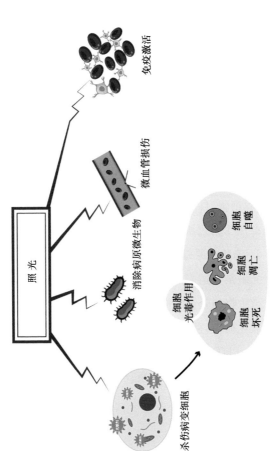

图 1 - 7 PDT 生物作用机制图

细胞,引发水肿、血小板凝聚、血栓素释放、血栓形成和补体激活级联反应等效应,使得肿瘤组织内的小血管在短时间内迅速闭塞,细胞损伤伴随着大量炎症反应,引发肿瘤缺血性死亡。

3. 免疫激活

PDT 可引起病变细胞内细胞因子的释放及急性炎症反应的发生,直接或间接诱导人体免疫反应激活,从而破坏病变组织。多项研究证实,光动力对免疫系统的影响包括炎症作用、固有免疫、适应性免疫和免疫调节四个方面,并可作用于中性粒细胞、巨噬细胞、自然杀伤细胞、树突状细胞及 CD8+ 细胞毒性 T 淋巴细胞来诱导免疫效应。

4. 消除病原微生物

光敏剂在适当的激发光源照射下产生的 ROS 可对微生物的分子结构(如脂质、蛋白质和核酸等)造成氧化损伤,直接杀死病原微生物。除了直接杀伤外,在 PDT 治疗区域局部可以使中性粒细胞趋化、聚集,通过激活自身免疫反应间接灭菌。

第二章　适应证与禁忌证

近年来,ALA-PDT作为一种新型、非侵入性的治疗方法,在女性下生殖道疾病治疗中的应用越来越广泛,并取得了明确的治疗效果,为临床医生和患者提供了更多的治疗选择。为了进一步规范ALA-PDT在女性下生殖道疾病中的应用,专家组结合国内外进展和临床经验,于2022年发布了《氨基酮戊酸光动力疗法在女性下生殖道疾病的临床应用专家共识》(见附录1)。

本章以该共识为基础,综合国内外多篇光动力相关指南及共识推荐意见,概述当前PDT在妇科临床应用推荐的适应证、禁忌证和慎用患者类型。同时为确保PDT的安全性和有效性,还对医院及科室开展光动力治疗的基本条件提出建议,为临床医生提供参考。

第一节
适应证、禁忌证和慎用患者类型

一、适应证

1. 宫颈鳞状上皮内病变

组织学低级别鳞状上皮内病变（low-grade squamous intraepithelial lesion，LSIL）/宫颈上皮内瘤变（cervical intraepithelial neoplasia，CIN）1；组织学高级别鳞状上皮内病变（high-grade squamous intraepithelial lesion，HSIL）/CIN2，且阴道镜检查宫颈鳞柱交界完全可见和病变上缘可见。特别适用于年轻、有生育要求的 LSIL/CIN1 和 HSIL/CIN2 患者。

存在以下情况时禁用或慎用：细胞学、组织学检查有不典型腺细胞（atypical glandular cell，AGC）、原位腺癌（adenocarcinoma in situ，AIS）或怀疑有恶性病变者禁用；临床上不能排除恶性病变可能者禁用；宫颈鳞状上皮内病变（squamous intraepithelial lesion，SIL）并累及腺体者应慎用。

2. 阴道鳞状上皮内病变

组织学阴道鳞状上皮内病变（vaginal squamous intraepithelial lesion）/阴道上皮内瘤变（vaginal intraepithelial neoplasia，VaIN）1～3，经组织病理

学检查排除浸润癌。为避免阴道皱襞影响光照治疗效果，要求病变部位清晰可见，并能充分接收光照射。

3. 外阴鳞状上皮内病变

组织学外阴鳞状上皮内病变（vulvar squamous intraepithelial lesion）/外阴上皮内瘤变（vulvar intraepithelial neoplasia，VIN）1～3，经多点活检组织病理学检查排除浸润癌和分化型外阴上皮内瘤变（differentiated VIN，dVIN）。

4. 外阴硬化性苔藓

组织学外阴硬化性苔藓（vulvar lichen sclerosus，VLS），经组织病理学排除浸润癌和 dVIN，糖皮质激素等药物治疗无效或不良反应无法耐受或复发者。

5. 尖锐湿疣

可用于治疗尖锐湿疣（condyloma acuminatum）。

二、禁忌证

（1）对红光等激发光源过敏。

（2）卟啉症患者或已知对卟啉过敏。

（3）已知对 ALA、凝胶或溶液中任何一种成分过敏。

（4）浸润癌。

三、慎用

（1）高敏体质者慎用。

（2）尚缺乏针对孕妇及哺乳妇女应用 ALA - PDT 的研究证据，孕妇及哺乳期妇女应慎用。

· 第二节 ·
医院及科室开展光动力治疗的基本条件

一、诊疗空间及配套设施

科室需要设置足够空间的治疗室，以满足日常治疗需求，并能做到常规定期消毒。妇科、宫颈专科、性传播疾病专科、阴道镜专科等科室均可开展光动力治疗。治疗室中需要有匹配的治疗床与阴道镜（光动力治疗专用最佳），如无专用阴道镜，则建议将治疗室设在阴道镜室附近。

二、治疗辅助用品

一次性检查垫、各种尺寸的窥器、消毒液、纱布、医用棉签、配药器皿、凝胶（注射用水）、常用注射器（1 ml 或 2 ml）、脱脂棉片或棉球、镊子、保鲜膜（医用敷贴）、剪刀、医用胶布、黑色遮光膜、防护眼镜（图 2 - 1）、备皮刀、避孕套等。

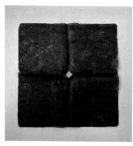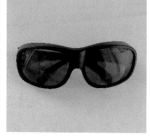

图 2-1 黑色遮光膜、防护眼镜

三、治疗人员

配置阴道镜医师至少 1 名,以及经过培训的专职光动力治疗护士或技师若干名。

四、药品

ALA-PDT 所使用药物为 ALA,我国批准上市的 ALA 相关药物为艾拉®,规格为每支 118 mg,主要成分为盐酸氨酮戊酸,分子式为 $C_5H_9NO_3 \cdot HCl$。该药物是一种散剂,可根据需要的药物浓度,使用凝胶或注射用水进行配制后局部给药,应在密封、阴凉(不超过 20℃)处保存。

五、照光设备

在进行光动力治疗之前,医疗专业人员需根据具体的治疗需要选择合适的光源设备,并根据治疗计划(或方案)核对和检测照光参数,有助于确保治疗的效果和安全性。现常用的光源发射器有发光二极管(light emitting diode,LED)光源及半导体激光光源等。半导体激光光束应用光纤输出,适用于孤立病灶或腔道内病变;对于多发、面积广泛的病变,推荐采用大光斑的 LED 光源(图 2 - 2)。LED 设备可设计成不同大小以及形状以适应光照部位的解剖结构。在女性下生殖道疾病中,由于宫颈、阴道等部位解剖结构特殊,应根据病灶部位和病灶面积选择不同的仪器进行治疗,ALA - PDT治疗女性下生殖道疾病使用的照光设备主要有3种:半导体激光治疗仪、LED 治疗仪(光斑型)和LED 治疗仪(柱状型)。

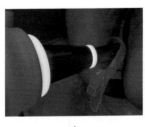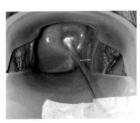

A   B

图 2 - 2 照光设备

A. LED 治疗宫颈面;B. 光纤治疗宫颈管

第三章 临床操作流程

第一节
患者管理流程

对于符合适应证的患者,可参考下述 ALA - PDT 治疗女性下生殖道疾病流程开展光动力治疗(图 3-1)。治疗过程中的配药、敷药和照光等操作均应按照标准操作流程进行。治疗完成后,需定期随访并评估治疗效果。

第二节
操作规范

一、治疗前准备与宣教

全面评估患者,包括患者的一般情况、是否合并慢性病病史、既往治疗情况及过敏史等,排除禁忌证,确定患者病变位置和范围,核对阴道镜检查及活检病理报告;应向患者介绍 PDT 的作用机制、

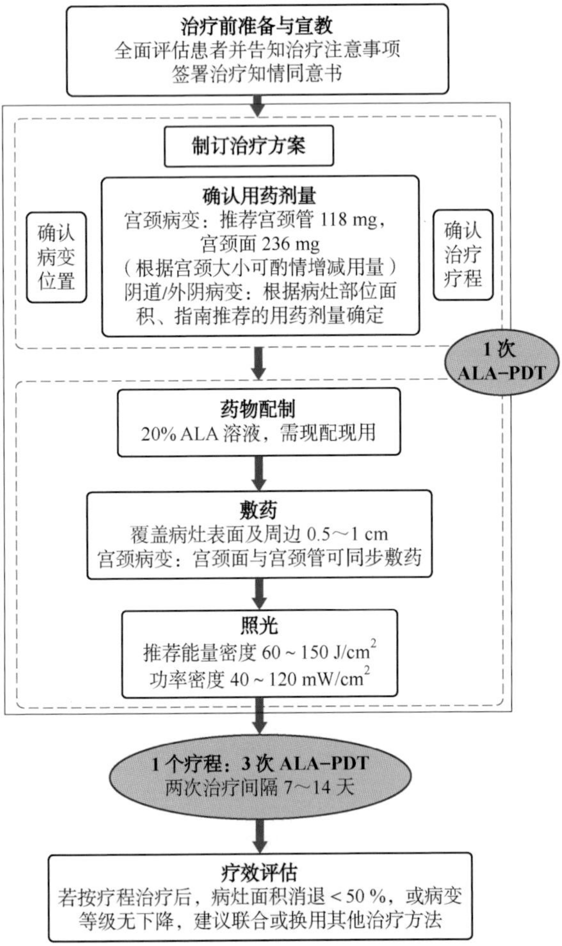

治疗前准备与宣教
全面评估患者并告知治疗注意事项
签署治疗知情同意书

制订治疗方案

确认
病变
位置

确认用药剂量
宫颈病变：推荐宫颈管 118 mg，
宫颈面 236 mg
（根据宫颈大小可酌情增减用量）
阴道/外阴病变：根据病灶部位面
积、指南推荐的用药剂量确定

确认
治疗
疗程

1 次
ALA-PDT

药物配制
20% ALA 溶液，需现配现用

敷药
覆盖病灶表面及周边 0.5～1 cm
宫颈病变：宫颈面与宫颈管可同步敷药

照光
推荐能量密度 60～150 J/cm²
功率密度 40～120 mW/cm²

1 个疗程：3 次 ALA-PDT
两次治疗间隔 7～14 天

疗效评估
若按疗程治疗后，病灶面积消退 < 50 %，或病变
等级无下降，建议联合或换用其他治疗方法

图 3-1 ALA-PDT 治疗女性下生殖道疾病流程图

治疗流程以及治疗过程中可能出现的反应及相应对策,以确保患者充分了解并享有知情权,同时需要与患者签署治疗知情同意书。患者治疗当天应穿着宽松衣裤,治疗前做好患处清洁,治疗期间尽量少饮水,治疗当天避开月经期。

二、制订治疗方案

1. 确认病变位置

通常情况下,光动力治疗前需要通过阴道镜对整个下生殖道进行评估,充分的阴道镜检查是治疗的基础。操作者可借助阴道镜图像、病理活检情况等确定病变位置。

2. 确认用药剂量

女性下生殖道疾病常用的 ALA 药物浓度为 20%,标准使用剂量为 $38\,mg/cm^2$,$118\,mg$ ALA 药物可用于直径 $2\,cm$($3.14\,cm^2$)的圆形或同等面积的病变。

若为宫颈病变,推荐宫颈管与宫颈面均用药,总用药剂量为 $354\,mg$(宫颈面 $236\,mg$、宫颈管 $118\,mg$)。操作过程中,可根据患者实际宫颈大小,个体化增减药物剂量。

若为阴道/外阴病变,需借助测定标尺(图 3-2)测量病变部位面积,并根据病灶部位面积以及指南推荐的用药剂量($38\,mg/cm^2$)规范用药。

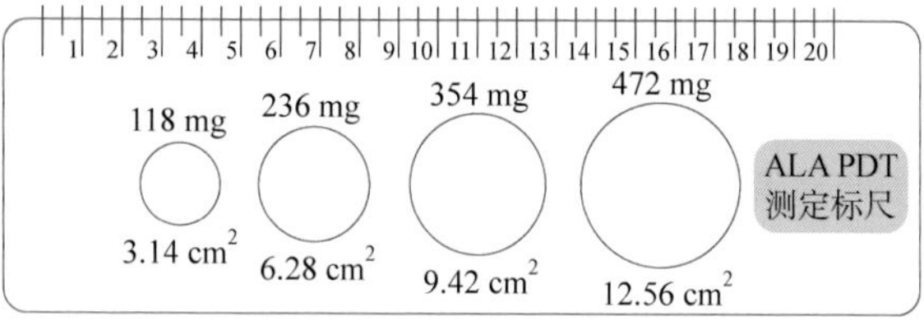

图 3-2 ALA-PDT 测定标尺

3. 确定治疗疗程

应综合考虑患者的疾病类型、组织学分型、病灶大小及病灶临床表现等确定治疗疗程。表 3-1 整合了国内外指南与专家共识，列出了各类疾病推荐的 ALA-PDT 治疗疗程。

表 3-1 不同疾病类型的指南/共识推荐方案

疾病类型	指南/共识推荐方案
宫颈鳞状上皮内病变	(1) 宫颈 LSIL/CIN1：推荐 ALA-PDT 治疗 1～2 个疗程（ALA-PDT 治疗 3 次为 1 个疗程，两次治疗间隔 7～14 天） (2) 宫颈 HSIL/CIN2：推荐 ALA-PDT 治疗 2～3 个疗程，或在手术、物理治疗后联合 ALA-PDT 治疗 1～2 个疗程
阴道鳞状上皮内病变	(1) 阴道 LSIL/VaIN1：推荐 ALA-PDT 治疗 1～2 个疗程 (2) 阴道 HSIL/VaIN2～3：推荐 ALA-PDT 治疗 2～3 个疗程，或在手术、物理治疗后联合 ALA-PDT 治疗 1～2 个疗程
外阴鳞状上皮内病变	(1) 外阴 LSIL/VIN1：推荐 ALA-PDT 治疗 1～2 个疗程 (2) 外阴 HSIL/VIN2～3：推荐 ALA-PDT

续表

疾病类型	指南/共识推荐方案
外阴鳞状上皮内病变	治疗 2～3 个疗程,或在手术、物理治疗后联合 ALA－PDT 治疗 1～2 个疗程 (3) 伴色素沉着或角化过度病变,可先行手术或物理治疗清除表面病灶,再予 ALA－PDT 治疗 1～2 个疗程
外阴硬化性苔藓	(1) 病变皮肤黏膜萎缩变薄、色素减退、无明显硬结或粗糙者,推荐直接予 ALA－PDT 治疗 1～3 个疗程 (2) 病变伴角化过度,建议先采用激光、微波等方式去除过度增生的表层皮损,提高 ALA 的渗透性,再予 ALA－PDT 治疗 1～2 个疗程
尖锐湿疣	(1) 宫颈、阴道尖锐湿疣,推荐 ALA－PDT 治疗 1～2 个疗程 (2) 外阴尖锐湿疣、地毯状分布或多发小疣体,可直接予 ALA－PDT 治疗;直径＞0.5 cm 或角化增厚型的疣体,推荐先给予预处理,再予 ALA－PDT 治疗 1～2 个疗程 (3) 复发和顽固性病例,治疗一般 2～3 个疗程

三、治疗流程

1. 设备及治疗用品准备

检查照光设备运转状态,可使用功率检测仪确定设备是否达到标准的治疗功率。保证患者治疗时设备正常照光。

治疗用品准备充分(见第二章第二节),部分一次性用品需检查有效期及包装完整性,使用完毕后需根据医院要求分类丢弃。治疗期间,操作人员应佩戴手套及必要的个人防护装备。

2. 预处理

治疗前根据病灶的临床表现,可对其进行个体化的预处理。预处理可以分离角质层并减小病灶厚度或形成小通道,增强光敏剂的渗透,从而提高光动力的疗效。根据不同疾病类型,具体推荐方法如表3-2所示。

表3-2 治疗前预处理

疾病类型	预处理方法
宫颈鳞状上皮内病变	清洁外阴、阴道、宫颈表面即可
阴道鳞状上皮内病变	清洁外阴、阴道、宫颈表面即可
外阴鳞状上皮内病变	如伴色素沉着或角化过度病变,可先行物理治疗清除表面病灶
外阴硬化性苔藓	如病变皮肤黏膜萎缩变薄、色素减退、无明显硬结或粗糙,无须预处理;如伴角化过度,建议先采用激光、微波等方式去除过度增生的表层皮损
尖锐湿疣	(1) 对于宫颈、阴道尖锐湿疣,清除表面分泌物即可 (2) 对于外阴的尖锐湿疣,如处于特殊部位(如小阴唇内侧)、地毯状分布、表面呈粉红色或多发较小疣体,无须预处理;如为非特殊部位、非多发、直径$>0.5\,cm$或角化增厚的疣体,可清洁病灶后用CO_2激光等物理方法去除表层疣体

迄今为止，国内外已有多种物理预处理方法应用于临床，操作者可以根据病灶特征（如部位、大小、厚度和数量）和患者情况（如年龄、基础疾病和治疗意愿）给予不同预处理方法，以使 PDT 达到最佳治疗效果。

3. 药物配制

根据敷药范围确定用药剂量，118 mg ALA 药物溶于 0.5 ml 凝胶或注射用水，配制成浓度为 20% 的药液待用。配制好的 ALA 溶液稳定性较差，一般要求现配现用。如配好药后未能立即使用，应置于 4℃ 的冰箱中冷藏，但保存时间不宜超过 4 h。

4. 敷药、固定和封包

完整的敷药过程包括敷药、固定和封包（表 3-3、图 3-3、图 3-4）。敷药时一般根据病灶部位和大小放置适当大小的脱脂棉片，以能完整覆盖病灶表面及周围 0.5～1 cm 范围为宜。敷药后尽量少走动，敷药时间为 (3.5±0.5) h。

表 3-3　敷药操作流程

部位	敷药	固定	封包
宫颈	宫颈面：根据宫颈大小及病灶情况制作棉片，使用药液浸湿后敷于宫颈表面，需确保整个宫颈面全部覆盖	将纱布折叠成适当大小的圆柱体，塞入避孕套，制成阴道填充物；在阴道内放置填充物，用	用保鲜膜或医用敷贴封包，以防止敷药过程中药液流失

续表

部位	敷药	固定	封包
宫颈	宫颈管:使用脱脂棉制成细条状,确保棉条完全浸湿药液后,用棉签或镊子将浸湿药液的棉条旋转推入宫颈管1.5~2 cm,颈口留尾,方便照光前取出	于固定宫颈口的药棉,避孕套外口留在阴道口,方便照光前取出	
阴道与外阴	清洁阴道与外阴,配制的药液浸湿制备的薄棉片,将棉片覆盖至病变外缘1 cm	将填充无菌纱卷的外用避孕套塞入阴道固定。若仅对外阴敷药,则用纱布、医用透气胶固定患处	

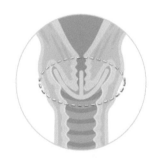

图 3-3 宫颈管与宫颈面敷药示意图

5. 照光

药物外敷(3.5±0.5)h后,嘱患者排空小便,摆截石位,取出填充物及药棉,暴露患处,擦除残余药物并清洁。将黑色遮光膜裁剪成合适大小,遮盖

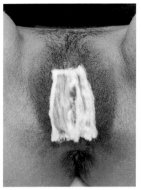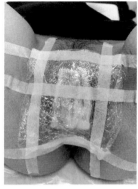

图 3-4 外阴敷药、固定、封包示意图

其他无需照光的位置,以减少红肿、疼痛发生的概率。

需根据病灶部位和病灶面积选择合适的照光设备。宫颈管使用光纤,插入深度为 1.5~2 cm;宫颈面/阴道病灶选用合适的一次性透光套管连接照光设备,伸入阴道距宫颈表面或阴道病灶 1~2 cm处;外阴病灶使用照光设备直接进行照光(图 3-5)。

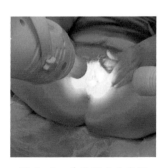

图 3-5 外阴照光示意图

固定好机器后开始照光,整个照光过程中务必保持病灶部位在照光范围内。照光期间操作人员与患者均需佩戴护目镜。操作人员需密切关注患者的治疗反应,根据患者耐受情况调整治疗方案,以取得最佳治疗效果。

照光参数:波长 630～635 nm,能量密度 60～150 J/cm^2,功率密度 40～120 mW/cm^2。

计算公式:能量密度(J/cm^2)＝功率密度(W/cm^2)×照光时间(s)。

首次治疗推荐参数:能量密度 120 J/cm^2,功率密度 80 mW/cm^2,照光时间(25±5)min。

第三节
治疗反应及处理

ALA - PDT 治疗中常见的治疗反应包括红斑、水肿、瘙痒、疼痛、阴道分泌物增多等,少见的治疗反应包括水疱、糜烂、溃疡、色素改变及小腹坠胀等。表 3-4、表 3-5 总结了相应治疗反应及处理方法以供临床参考。

表 3-4 常见治疗反应及处理方法

治疗反应	出现时间	处理方法
外阴红斑、水肿、瘙痒、烧灼感	治疗中及治疗后	一般无需特殊处理,1～3 天可自行缓解;外阴可予局部冰袋冷敷降温处理

续表

治疗反应	出现时间	处理方法
疼痛	治疗中及治疗后(通常在治疗开始后几分钟内达到顶峰,照光结束后消失或减轻)	外阴治疗中最常出现的治疗反应,常用局部冷风、冷喷、两步照光法等减轻疼痛;若上述处理措施仍无法缓解,可考虑下次照光前45 min 口服曲马多等止痛药、外用局部麻醉药物等;如患者剧烈疼痛,或外阴水肿明显,应及时采取干预措施,必要时终止治疗
阴道分泌物增多	治疗后第1～3 天	一般无须特殊处理;如遇症状加重或伴有严重瘙痒等症状,需及时就诊

表3-5 少见治疗反应及处理方法

治疗反应	出现时间	处理方法
水疱、糜烂、溃疡	治疗后	保持局部干燥、清洁,避免继发感染,必要时给予抗生素乳膏等对症治疗
色素改变		大部分色素改变可逐渐恢复
小腹坠胀		1～2 天后可恢复正常

第四节
随访要点与疗效评估

为了动态监测病变部位的变化,建议在每一疗程开始前后进行阴道镜检查并拍照留档。光动力治疗结束后,建议参照相关疾病的指南共识进行后续的随访和疗效评估。具体参考建议如下。

一、宫颈/阴道/外阴鳞状上皮内病变

1. 随访要点

患者在末次 PDT 治疗后，推荐分别在 3 个月、6 个月、12 个月来院随访（视情况可在术后 1 个月增加阴道镜检查）。宫颈或阴道部位的病灶经 PDT 治疗后推荐的随访流程如图 3-6 所示。外阴鳞状上皮内病变可通过阴道镜检查或临床观察进行随访。

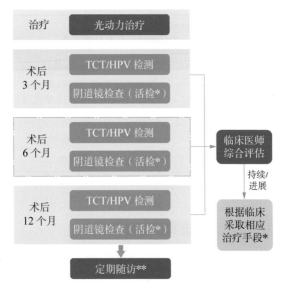

图 3-6　宫颈/阴道疾病治疗后推荐随访流程

*视具体情况决定；**方案依据临床诊疗指南；
TCT，液基薄层细胞学检查；HPV，人乳头瘤病毒

2. 疗效评估

阴道镜引导下活检经组织病理学检查无病变，或阴道镜下未见病变且细胞学检查未见上皮内病变细胞和高危型人乳头瘤病毒（human papillomavirus，HPV）阴性，可认为疾病完全缓解。若按疗程治疗后，病灶面积消退＜50％，或病变等级无下降，建议联合或换用其他方法。

二、外阴硬化性苔藓

1. 随访要点

患者在末次 PDT 治疗后，推荐分别在 3 个月、6 个月、12 个月进行随访（视情况可在术后 1 个月增加随访），之后每 6～12 个月随访 1 次。

2. 疗效评估

根据 Cattaneo 评分进行疗效指数评价（表 3-6）。疗效指数＝（治疗前评分－治疗后评分）/（治疗前评分）×100％。若疗效指数≥60％，认为临床治疗有效；疗效指数在 20％～59％，认为疗效一般；疗效指数＜20％，认为无效。

表 3-6　VLS 临床症状和体征评分表（Cattaneo 评分表）

评分	瘙痒程度	皮肤弹性	皮肤颜色	病变范围
0	无	正常	正常	0
1	轻	稍差	红色	＜30％

评分	瘙痒程度	皮肤弹性	皮肤颜色	病变范围
2	中	皮肤菲薄	粉红	30%~50%
3	重	皮肤皲裂	白色	>50%

三、尖锐湿疣

1. 随访要点

建议在治疗后的最初 3 个月,至少每 2 周随诊 1 次。3 个月后,可根据患者的具体情况,适当延长随访间隔,直至末次治疗后 6~9 个月。

2. 疗效评估

临床治愈标准为治疗后疣体消失,且随访 6 个月内无复发。

第五节
治疗记录

一、记录患者信息

对于接受 ALA‐PDT 的患者,需在开始前记录患者信息并签署知情同意书。

患者信息应包括:患者基本信息、病史、细胞学检查报告、HPV 结果、阴道镜报告与病理报告,以及相关妇科治疗史等。对治疗部位治疗前后的变化拍照留档，有助于临床观察和资料总结，及时有效调整治疗参数及应对各种治疗反应，从而达到最佳的治疗效果。

二、记录治疗方案

鉴于每个患者的病变程度、病变部位及病变面积不同，治疗方案也存在个体化差异。在治疗前、中、后各个阶段需对治疗进行详细记录并留档保存。

ALA - PDT 治疗需要记录敷药部位、ALA 用量及浓度、ALA 敷药时间、光照时长、不良反应等。同时，治疗参数如光源波长、照光功率密度、照光时长等也需详细记录。ALA - PDT 治疗记录示例见附录 3。

第四章　临床应用与案例详解

第一节
宫颈鳞状上皮内病变

一、概述

(一) 定义

宫颈鳞状上皮内病变(SIL),既往也称宫颈上皮内瘤变(CIN),是一组与宫颈浸润癌密切相关的宫颈病变(图 4-1)。根据宫颈病变的范围和组织学异常的严重程度,目前将宫颈 SIL 分为宫颈 LSIL 和宫颈 HSIL。宫颈 LSIL 包括 CIN1、单纯由 HPV 感染所致的扁平湿疣以及宫颈鳞状上皮内出现挖空样改变等。宫颈 HSIL 则包括 CIN2 和 CIN3,在诊断时建议标注 CIN2 或 CIN3。

宫颈 SIL 常发生于 25～35 岁的妇女。大部分宫颈 LSIL 可自然消退,但仍有约 30% 的 LSIL 会持续存在,约 10% 的 LSIL 会进展为 HSIL,约 1%

| CIN 1 | CIN 2 | CIN 3 | 原位癌 | 浸润癌 |

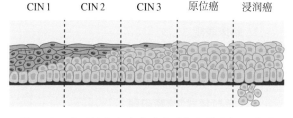

图 4-1　宫颈鳞状上皮内病变的组织学分级示意图

的 LSIL 会进展为浸润癌。宫颈 SIL 反映了宫颈癌发生发展中的连续过程,因此,为了预防宫颈癌的发生,需要对宫颈 SIL 进行早诊断、早治疗。

　　HPV 感染是宫颈 SIL 的主要病因。临床上将 HPV 分为低危型和高危型两类,高危型 HPV 感染是宫颈癌及癌前病变发生的主要原因。目前国家卫生健康委《宫颈癌筛查工作方案》中建议对 14 种高危型 HPV(HPV16、18、31、33、35、39、45、51、52、56、58、59、66、68)进行核酸检测。目前在全世界范围内,HPV16 和 HPV18 是最常见的与宫颈癌有关的亚型,大约 50% 的癌前病变和 70% 的宫颈癌是由这两个亚型引起的。除了上述两种 HPV 亚型外,HPV31、52 和 58 在我国女性中也是高发的高危 HPV 亚型。

　　此外,阴道微生物菌群失调、不洁性交史、多产/早年分娩史、吸烟、其他性传播疾病的感染等也是宫颈 SIL 的相关危险因素。

(二) 临床表现与诊断

1. 临床表现

一般无特殊症状,偶有阴道排液增多,伴或不伴臭味。

2. "三阶梯式"诊断步骤

"三阶梯式"诊断步骤包括宫颈癌筛查、阴道镜检查及组织学诊断。

(1) 宫颈细胞学检查:是宫颈癌常用的筛查方法。相对于高危型 HPV 检测,细胞学检查特异性较高,但敏感性较低。可选用巴氏涂片或液基薄层细胞学检查(thin-prep cytology test,TCT)进行操作,并且使用 Bethesda 系统(the Bethesda system,TBS)的形式来报告宫颈细胞学检查内容。

(2) 高危型 HPV 检测:相对于细胞学检查,高危型 HPV 检测敏感性较高,特异性较低。因此,临床上可将高危型 HPV 检查用于≥25 岁妇女的宫颈癌初筛,或与细胞学检查联合应用于≥30 岁妇女的宫颈癌联合筛查,以及用于对宫颈细胞学检查结果为无明确诊断意义的不典型鳞状细胞(atypical squamous cell of undetermined significance,ASC-US)妇女的分流。

(3) 阴道镜检查:当宫颈癌筛查结果异常或不确定、临床出现反复性交后出血或不明原因的阴道流液等症状时,应做阴道镜检查,使用阴道镜的目的是进一步了解病变区的血管和上皮情况，在镜下可疑病变部位进行多点活检可以提高诊断的准确性。若需了解宫颈管病变程度，应行宫颈管搔刮术（endocervical curettage，ECC）取材。对于重要病变，阴道镜检查也可能会漏诊，所以需要对阴道镜检查中未发现异常，但是细胞学检查为 ASC - US 且高危型 HPV 阳性或细胞学检查为 LSIL 及以上者进行定期随访。

（4）宫颈组织学诊断：是确诊 SIL 的金标准。阴道镜下发现异常应在阴道镜引导下进行多点活检，通常应在病变较重的不同醋白区域取至少 2 处、最多 4 处的活检。对于细胞学结果为不能排除高级别鳞状上皮内病变的不典型鳞状细胞（atypical squamous cell-cannot exclude HSIL，ASC - H）、HSIL、鳞状细胞癌（squamous cell carcinoma，SCC）、AGC 及以上者，无论阴道镜是否发现病变，均应取活检。对于阴道镜经验不足者，细胞学 ASC - US 合并 HPV 高危型阳性，或宫颈 LSIL 者，即使阴道镜检查未发现病变，也可随机活检。

（三）治疗

LSIL 由于有较大自然消退的概率，原则上无需治疗，可进行临床观察。但是对于可能存在 HSIL 风险的 LSIL，应该慎重处理，这类患者需要根据阴道镜前的细胞学检查结果进行分层管理。

为防止进展为浸润性病变,绝大多数 HSIL 需要进行治疗,少数特殊情况或时期(如年轻或妊娠期妇女)可给予短期密切随访。治疗目的为完全去除病灶,防止癌变,以及进一步明确诊断,以免漏诊早期或隐匿性宫颈癌。

1. 光动力治疗

ALA‐PDT 是一种具有高度选择性的药械联合无创治疗技术,可同时对宫颈面和宫颈管进行治疗,其选择性高、创伤小,与传统治疗方法相比,对宫颈结构、功能、妊娠及分娩影响小,是有生育要求或保留宫颈结构和功能愿望的女性可选择的方法之一。

2. 消融治疗

即物理治疗,目前常见方法有冷冻治疗、激光治疗和电凝治疗等。该方法具有操作简便、无需麻醉或仅局部麻醉、治疗后恢复快等优势。但缺点是无法获取组织学标本,不能进行病理学评估,且有可能造成宫颈机能不全,增加患者早产风险。

3. 宫颈切除性治疗

宫颈切除性治疗是诊断和治疗宫颈癌前期病变及早期浸润癌的重要方法,根据目的可分为诊断性锥切和治疗性锥切。主要有冷刀锥切术和宫颈环形电切术(loop electrosurgical excision procedure,LEEP)。其优势是可以保留标本进行组织学评价,明确病变的切缘状况,但可能造成宫颈机能不全,增加患者早产风险。

二、ALA-PDT 在宫颈鳞状上皮内病变的临床应用

ALA-PDT 可选择性作用于宫颈鳞状上皮内发生病变的上皮细胞,有效治疗病变的同时满足患者保留宫颈组织结构的需求。多项对照研究表明 ALA-PDT 治疗宫颈 SIL 的缓解率优于安慰剂对照组,且能提高 HPV 转阴率。ALA-PDT 治疗宫颈 LSIL(CIN1),3～12 个月的组织学缓解率为 75%～93.9%,6～12 个月的复发率为 0～8.9%;且与传统方法相比,ALA-PDT 可能在降低复发和 HPV 再感染方面更有优势。ALA-PDT 治疗宫颈 HSIL(CIN2/3),3～12 个月的组织学缓解率为 68.8%～92%,12～37 个月的复发率为 3.7%～13.9%。一项系统评价共纳入 11 项 PDT 治疗宫颈 SIL 的研究,结果表明 PDT 治疗宫颈 SIL 的 HPV 完全缓解率为 66.7%～92.73%,且 2 年内的复发率为 3.3%～8.9%。ALA-PDT 治疗期间,局部可能发生不同程度的治疗反应,常见为红斑、水肿、瘙痒、烧灼感、疼痛等。这些不良反应一般无需特殊处理,1～3 天可自行缓解,安全性好。

ALA-PDT 治疗宫颈 SIL 疗效较好,复发率较低,且对宫颈结构和功能影响小,不影响妊娠及

分娩,因此在全面评估宫颈病变情况,充分排除浸润癌后,ALA-PDT是可供宫颈SIL患者选择的安全、有效、无创、不良反应少的治疗方式。

三、ALA-PDT治疗方案

ALA-PDT适用于组织学LSIL/CIN1,以及组织学HSIL/CIN2且至少满足阴道镜检查宫颈鳞柱交界完全可见和病变上缘可见。存在以下情况时禁用或慎用:细胞学、组织学检查有AGC、AIS或怀疑有恶性病变者禁用;临床上不能排除恶性病变可能者禁用;宫颈SIL并累及腺体者应慎用。ALA-PDT治疗方案如表4-1所示。

表4-1 ALA-PDT治疗方案

预处理	常规清洁外阴、阴道、宫颈表面即可	
配制ALA	剂型	凝胶/溶液
	浓度	20%
敷药	范围	以覆盖病灶表面及其周边0.5~1.0 cm为宜,宫颈面与宫颈管可同步敷药
	时间	(3.5 ± 0.5)h
照光参数	光源	红光,波长630~635 nm
	功率密度	40~120 mW/cm²
	能量密度	60~150 J/cm²

ALA‐PDT 疗程如下：

（1）LSIL/CIN1：推荐 1～2 个疗程（治疗 3 次为 1 个疗程），每 7～14 天治疗 1 次。

（2）HSIL/CIN2：推荐 2～3 个疗程（治疗 3 次为 1 个疗程），或在手术、物理治疗后联合 ALA‐PDT 治疗 1～2 个疗程。每 7～14 天治疗 1 次。

（3）如遇月经，待月经彻底结束后 1～2 天再行治疗。

四、治疗案例

（一）案例 1

1. 基本情况

患者，女，24 岁，HPV52 持续感染 2 年，发现宫颈 LSIL 2 月余。患者平素月经规律，月经周期：7/28 天，量中，痛经（－）。生育史：0‐0‐0‐0。患者 2 年前及本次检查发现 HPV52 阳性，TCT 未见鳞状上皮内病变或恶性细胞（negative for intraepithelial lesion or malignancy，NILM）。阴道镜检查：鳞柱交界完全可见，宫颈上唇见厚醋白，细镶嵌，宫颈下唇见薄醋白，见多个腺体白环，碘染呈大片不染色，累及 3 个象限（图 4‐2）。阴道镜下印象：宫颈 HSIL。活检病理：颈管黏膜慢性炎；宫颈 4、7、10 点黏膜急慢性炎，另见少量增生鳞状上皮碎片，增生细胞 P16（－）、Ki‐67（10％＋），结合免疫组化符合 LSIL。

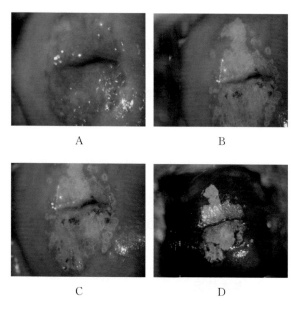

图 4-2　ALA-PDT 治疗前阴道镜图像

A. 生理盐水擦拭宫颈表面黏液后可见完整鳞柱交界；B. 醋酸试验后宫颈上唇 10～12 点处可见厚醋白，细镶嵌，伴有腺体白环；C. 醋酸试验后宫颈下唇 4 点处可见薄醋白，下唇 4～8 点可见多个腺体开口伴腺体白环；D. 碘试验后可见大片碘不染区

2. 疾病诊断

宫颈 LSIL，HPV 感染。

3. 治疗方案

光动力治疗，20% ALA 溶液敷于宫颈表面，封包时间 4 h，红光（波长 630～635 nm）照射，功率密度 80 mW/cm²，照光时间 30 min。每周治疗 1 次，共治疗 3 次。

4. 疾病转归

末次 ALA‐PDT 治疗后 3 个月复查，HPV 阴性，TCT NILM，阴道镜引导下活检病理：宫颈 4、5、11 点及颈管黏膜慢性炎（图 4‐3）。6 个月随访时检查 HPV 及 TCT，提示 HPV 阴性，TCT NILM。

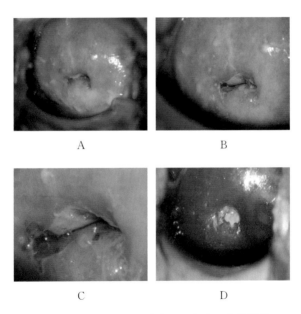

A   B

C   D

图 4‐3 ALA‐PDT 治疗后 3 个月阴道镜图像

A. 生理盐水擦拭宫颈表面黏液后鳞柱交界部分退缩至颈管内；B. 醋酸试验后可见 11～12 点及 4～5 点处少量薄醋白，未见明显腺体开口，醋白面积较治疗前明显减少；C. 放大颈管口图像，可见薄醋白向内延伸至颈管内；D. 碘试验后可见小片碘不染，较治疗前面积明显减少

5. 病例特点及疗效评价

该患者年轻未生育，发现 HPV52 持续感染2 年，TCT NILM，进一步阴道镜检查见宫颈鳞柱交界完全可见，病变完全可见；宫颈活检病理诊断为宫颈 4、7、10 点 LSIL，颈管黏膜慢性炎，另见少量增生鳞状上皮碎片，增生细胞 P16（－）、Ki－67（10％＋），结合免疫组化符合LSIL。患者本人迫切要求选择一种对未来生育影响小的治疗方法，充分沟通后，患者选择了光动力治疗。

该患者光动力治疗方案为 ALA－PDT 1 个疗程，每周 1 次，连续 3 周。治疗期间，患者自诉阴道分泌物多，余无不适，未予处理，3 次光动力治疗结束后 2 周自行缓解。ALA－PDT 治疗后 1 个月，复查阴道镜，阴道镜下印象为正常宫颈，患者继续随访。ALA－PDT 治疗后 3 个月，再次复查阴道镜，阴道镜下印象为宫颈 LSIL，宫颈活检及颈管搔刮均提示黏膜慢性炎，同期复查 HPV 阴性，TCT NILM。随后，患者每半年随访 1 次 HPV及 TCT，均提示 HPV 阴性，TCT NILM，一年后改为每年随访 1 次，随访 3 年时，HPV 阴性，TCT NILM。可见患者经 1 个疗程 ALA－PDT治疗后病变治愈，HPV 转阴，治疗期间无严重不良反应，且随访 3 年未复发，宫颈外观结构亦未见改变,提示 ALA-PDT 可作为年轻、有生育要求的女性 LSIL 患者的一种安全、有效、无创的治疗方式。

(二) 案例2

1. 基本情况

患者,女,29 岁,HPV16 持续感染 3 年,宫颈 LSIL 持续半年。患者平素月经规律,月经周期:6/30 天,量中,痛经(一)。生育史:0-0-0-0。3 年前查 HPV16、18、82 阳性。半年前行阴道镜检查,宫颈活检示慢性宫颈炎伴局灶 LSIL。后使用干扰素 3 个月。停药 3 个月后复查 HPV16、52 阳性,TCT NILM。阴道镜检查:宫颈鳞柱交界完全可见,醋酸染色见薄醋白,腺体开口,12 点处小灶致密醋白区域,碘染部分不染色(图 4-4)。阴道镜下印象:宫颈 LSIL,HSIL 可疑。阴道镜活检病理:宫颈 1、3、6、12 点黏膜慢性炎,伴 LSIL 及鳞化;颈管黏膜慢性炎。

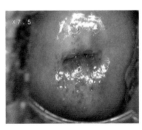
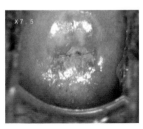

A   B

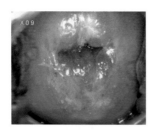 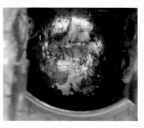

C   D

图 4-4　ALA-PDT 治疗前阴道镜图像

A. 生理盐水擦拭宫颈表面黏液后可见完整鳞柱交界；B. 醋酸试验后可见颈管口薄醋白，12 点处小灶致密醋白区域；C. 放大颈管口图像，可见 12 点处小灶致密醋白区域，4 点处薄醋白消退，4～8 点处转化区内可见薄醋白及少量腺体开口；D. 碘试验后可见宫颈 12～8 点处碘不染区

2. 疾病诊断

宫颈 LSIL，HPV 感染。

3. 治疗方案

光动力治疗，20% ALA 溶液敷于宫颈表面，封包时间 4 h，红光（波长 630～635 nm）照射，功率密度 80 mW/cm²，照光时间 30 min。每周治疗 1 次，共治疗 3 次。

4. 疾病转归

末次 ALA-PDT 治疗后 3 个月复查，HPV 阴性，TCT NILM，阴道镜检查病理：宫颈及颈管黏膜慢性炎（图 4-5）。随后，患者每半年随访 1 次 HPV 及 TCT，均提示 HPV 阴性，TCT NILM。

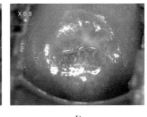

A

B

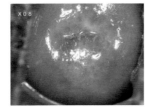
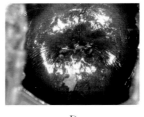

C

D

图 4-5　ALA-PDT 治疗后 3 个月阴道镜图像

A. 生理盐水擦拭宫颈表面黏液后鳞柱交界部分退缩至颈管内；B. 醋酸试验后可见宫颈上唇少量云雾状薄醋白；C. 宫颈下唇见少量细小腺开口；D. 碘试验后可见小片碘不染，与治疗前相比面积明显减少

5. 病例特点及疗效评价

该患者年轻未生育，既往已发现 HPV16 持续感染 3 年及宫颈 LSIL 半年，本次复查 HPV 仍为 HPV16 感染并且持续宫颈 LSIL 病变。阴道镜检查见宫颈鳞柱交界完全可见，病变完全可见，阴道镜下印象为宫颈 LSIL，HSIL 可疑。宫颈活检病理诊断为宫颈 LSIL。告知患者目前可以选择随访，但是患者因 HPV16 持续感染多年并且发生宫颈

LSIL，本人迫切要求治疗，并且希望治疗方法对宫颈没有损伤，不影响后续备孕。与患者充分沟通后，患者选择了光动力治疗。

该患者光动力治疗方案为 ALA - PDT 1 个疗程，每周 1 次，连续 3 周。治疗期间，患者自诉每次照光时下腹有轻微痛经样疼痛感，照光结束后可缓解，治疗结束后 3～4 天阴道分泌物多，余无不适，未予处理。ALA - PDT 治疗后 1 个月，复查阴道镜，阴道镜下可见原疑似病变处未见明显病变，患者继续随访。ALA - PDT 治疗后 3 个月，再次复查阴道镜，阴道镜下印象为正常宫颈，宫颈活检及颈管搔刮均提示黏膜慢性炎，同期复查 HPV 阴性，TCT NILM。随后，患者每半年随访 1 次 HPV 及 TCT，均提示 HPV 阴性，TCT NILM。患者经 1 个疗程 ALA - PDT 治疗后病变治愈，HPV 转阴，治疗期间无严重不良反应，宫颈外观结构亦未见改变。提示 ALA - PDT 可作为年轻、有生育要求女性 LSIL 患者的一种安全、有效、无创的治疗方式。

（三）案例 3

1. 基本情况

患者，女，52 岁，绝经 3 年。宫颈 LEEP 术后 HPV16 持续感染 3 年，发现宫颈 LSIL 1 个月。患者 3 年前发现 HPV16 和 33 阳性，行阴道镜检查病理提示宫颈 LSIL,后行宫颈 LEEP,术后病理提示宫颈黏膜慢性炎;术后半年时复查 HPV16 阳性,TCT NILM,阴道镜活检病理提示宫颈黏膜慢性炎。后续患者每 6 个月定期复查,HPV16 持续阳性。术后第三年复查 HPV 阳性,TCT ASC-US,阴道镜检查:宫颈萎缩展平,鳞柱交界完全不可见,醋白试验阴性,碘染后宫颈表面见大片碘不染色,阴道壁可见部分碘不染区(图 4-6)。阴道镜

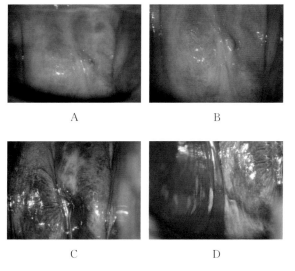

A

B

C

D

图 4-6　ALA-PDT 治疗前阴道镜图像

A. 生理盐水擦拭宫颈表面黏液后可见宫颈萎缩展平,颈管口狭小,鳞柱交界完全不可见;B. 醋酸试验后未见明显醋白区域;C. 碘染后宫颈表面可见大片斑驳碘不染区域;D. 阴道壁可见小灶碘不染区

下印象：不充分阴道镜，阴道 LSIL 可疑。活检病理：宫颈 3、6、9、12 点黏膜慢性炎、局灶 LSIL，颈管黏膜慢性炎；阴道壁黏膜慢性炎。

2. 疾病诊断

宫颈 LSIL，HPV 感染。

3. 治疗方案

光动力治疗，20% ALA 溶液敷于宫颈表面与宫颈管，封包时间 4 h，红光（波长 630～635 nm）照射，功率密度 80 mW/cm²，照光时间 30 min。每周治疗 1 次，共治疗 3 次。

4. 疾病转归

患者 ALA - PDT 治疗后 3 个月复查 HPV 阴性，TCT NILM，阴道镜病理：宫颈 3、6、9、12 点及颈管黏膜慢性炎（图 4 - 7）。患者于治疗后 6 个月和 12 个月复查 HPV 阴性，TCT NILM，治疗后 12 个月复查阴道镜，阴道镜观察未见病变，阴道镜下印象为不充分阴道镜（图 4 - 8）。

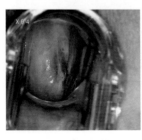 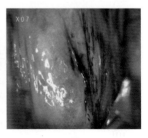

A   B

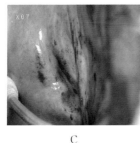 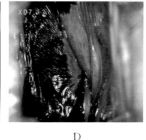

C   D

图 4-7 ALA-PDT 治疗后 3 个月阴道镜图像

A. 生理盐水擦拭宫颈表面黏液后可见宫颈结构较治疗前无明显改变,颈管口可见,未发现颈管口粘连,颈管口周围及阴道壁局灶黏膜点状充血;B. 醋酸试验后可见颈管口黏膜局灶充血明显;C. 使用棉签可暴露颈管口;D. 碘染后可见颈管口及相邻阴道壁碘不染,其余黏膜面碘着色较治疗前明显改善

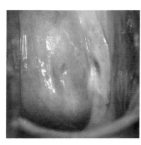 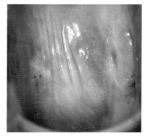

A   B

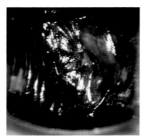

C

图 4-8 ALA-PDT 治疗后 12 个月阴道镜图像

A. 生理盐水擦拭后见宫颈结构较治疗前无明显改变,颈管口可见,未发现颈管口粘连,未见黏膜面点状充血;B. 醋酸试验后未见明显醋白,阴道壁黏膜可见小片擦伤;C. 碘试验可见宫颈小灶碘不染区,右侧阴道壁局灶上皮擦伤,碘不染

5. 病例特点及疗效评价

该患者为绝经后女性，既往因 LSIL 有宫颈锥切术史，术后 HPV16 持续 3 年阳性且再次出现宫颈 LSIL。由于患者为 HPV16 持续感染，因此这类患者后续宫颈病变持续及病变升级风险大，患者本人也迫切要求治疗。考虑患者宫颈明显萎缩展平，无法再次行宫颈 LEEP，而且激光、冷冻等消融治疗易出现治疗后邻近器官损伤、宫颈管狭窄、闭锁等并发症，与患者充分沟通后，患者选择了光动力治疗。

该患者光动力治疗方案为每周 ALA－PDT 1 次，共治疗 3 次。治疗期间，患者自诉治疗结束后 3～4 天阴道分泌物增多，余无不适，未予处理。ALA－PDT 治疗后 1 个月复查阴道镜，阴道镜下可见宫颈结构无明显改变，但宫颈及阴道壁表面黏膜局部有点状充血及碘不着色，考虑与患者雌激素水平低，上皮修复速度慢有关。ALA－PDT 治疗后 3 个月，再次复查阴道镜可见宫颈结构无明显改变，醋酸试验黏膜局部点状充血及碘不着色区域明显缩小。宫颈活检及颈管搔刮均提示黏膜慢性炎，同期复查 HPV 阴性，TCT NILM。此后定期随访，患者 HPV 及 TCT 均正常，且光动力治疗后 1 年复查阴道镜，结果为宫颈未见异常病变，无宫颈管狭窄、闭锁等并发症出现。

患者经 1 个疗程 ALA‐PDT 后病变治愈，HPV 转阴，治疗期间无严重不良反应，宫颈外观结构亦未见改变，提示光动力治疗可作为绝经后、老年 LSIL 患者的一种安全、有效、无创的治疗方式。

（四）案例 4

1. 基本情况

患者，女，25 岁，体检发现 HPV16 感染 1 个月。患者平素月经规律，月经周期：5/26 天，量中，痛经（一）。生育史：0‐0‐0‐0。体检发现 HPV16 阳性，TCT ASC‐US，既往未行宫颈筛查。1 个月后行阴道镜检查：宫颈鳞柱交界完全可见，醋酸染色后见大片薄醋白，5～7 点处见致密醋白，点状血管，碘染色宫颈见大片碘不染区，病灶累及 2 个象限（图 4‐9）。阴道镜下印象：LSIL，HSIL 可疑。活检病理：宫颈游离 LSIL，局部 HSIL（CIN2）；颈管黏膜慢性炎。

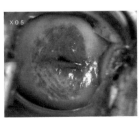
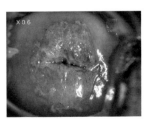

A   B

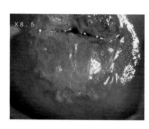 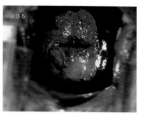

C   D

图 4-9   ALA-PDT 治疗前阴道镜图像

A.生理盐水擦拭宫颈表面黏液后鳞柱交界完全可见;B.醋酸试验后见大片薄醋白;C.宫颈下唇 5～7 点处见致密醋白,点状血管;D.碘染色宫颈见大片碘不染区

2. 疾病诊断

宫颈 HSIL(CIN2),HPV 感染。

3. 治疗方案

光动力治疗,20%ALA 溶液敷于宫颈表面与宫颈管,封包时间 4 h,红光(波长 630～635 nm)照射,功率密度 80 mW/cm²,照光时间 30 min。每周治疗 1 次,共治疗 6 次。

4. 疾病转归

末次光动力治疗后 3 个月复查 HPV 阴性,TCT NILM,阴道镜下印象:正常宫颈。阴道镜活检病理:宫颈、颈管黏膜慢性炎(图 4-10)。随后,患者每半年随访 1 次 HPV 及 TCT,均提示 HPV阴性,TCT NILM。

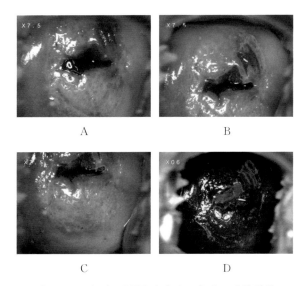

图 4-10 ALA-PDT 治疗后 3 个月阴道镜图像

A. 生理盐水擦拭宫颈表面黏液后鳞柱交界完全可见；B. 醋酸试验后可见宫颈表面无明显异常醋白区域，2 点处可见局灶黏膜剥脱；C. 宫颈下唇 5～7 点处治疗后可见云雾状薄醋白；D. 碘试验见宫颈大部分碘着色

5. 病例特点及疗效评价

该患者为年轻未生育女性。体检发现 HPV16 阳性，TCT ASC-US，阴道镜下印象为宫颈 LSIL，HSIL 可疑，活检病理提示宫颈 HSIL（CIN2）。告知患者宫颈 CIN2 属于宫颈高级别病变，首选手术治疗，也可选择激光等消融治疗，如迫切要求生育，也可以随访，半年后复查。同时告知手术和物理消融治疗可能会导致宫颈机能不

全,增加将来流产及早产等风险;随访可能导致病情进展,甚至发展为宫颈癌等风险。患者有生育的强烈愿望,希望选择对宫颈创伤小、对后续怀孕无影响的治疗方法,与患者充分沟通后,患者选择了光动力治疗。

该患者光动力治疗方案为 ALA-PDT 2 个疗程,每周 1 次,共治疗 6 次。治疗期间,患者自诉治疗结束后阴道分泌物增多,轻微外阴瘙痒,余无不适。ALA-PDT 治疗后 1 个月复查阴道镜,阴道镜下可见原疑似病变消失。ALA-PDT 治疗后 3 个月再次复查阴道镜,阴道镜下印象为正常宫颈,宫颈活检及颈管搔刮均提示黏膜慢性炎,同期复查 HPV 阴性,TCT NILM。随后,患者每半年随访 1 次 HPV 及 TCT,均提示 HPV 阴性,TCT NILM。随访 2 年后建议后续每年随访 1 次。

患者经 2 个疗程 ALA-PDT 治疗(治疗次数 6 次)后病变治愈,HPV 转阴,治疗期间无严重不良反应,宫颈外观结构亦未见改变,提示对于年轻、有生育要求、阴道镜下宫颈鳞柱交界完全可见、病变完全可见的宫颈 HSIL(CIN2)患者,ALA-PDT 可作为一种安全、有效、无创的治疗方式。但鉴于 CIN2 为宫颈癌前病变,有一定的疾病进展风险,治疗前主诊医师应与患者充分沟通,告知光动力治疗可能的风险,需选择迫切要求生育,且术后能定期随访、依从性好等符合条件的患者进行 ALA-PDT 治疗。

（五）案例5

1. 基本情况

患者,女,33 岁,发现 HPV35 感染 1 年余,宫颈 CIN2 1 月余。患者平素月经规律,月经周期:7/30 天,量中,痛经(一)。生育史:0-0-0-0。体检发现 HPV35 阳性,TCT NILM,当时阴道镜病理提示宫颈黏膜慢性炎,10 个月后复查发现非 16/18 型高危 HPV 感染,TCT NILM,15 个月后复查 HPV35 阳性,TCT NILM。患者否认同房后阴道出血、异常阴道流液等不适。阴道镜检查:宫颈鳞柱交界完全可见,2 型转化区,醋酸染色后宫颈 10～2 点、4～6 点处可见致密醋白,袖口状腺开口,非典型血管,碘染色后见部分碘不着色区(图 4-11)。阴道镜下印象:宫颈 HSIL。活检病理:宫颈 1、4、6、11 点 CIN2;颈管黏膜慢性炎。

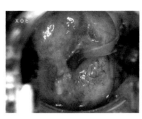
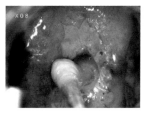

A   B

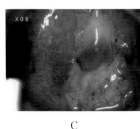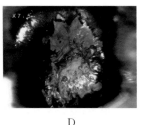

C   D

图 4-11　ALA-PDT 治疗前阴道镜图像

A. 生理盐水擦拭宫颈表面黏液后鳞柱交界可完全暴露,宫颈表面见宫颈腺囊肿,4～6 点见非典型血管;B. 醋酸试验后宫颈上唇 10～2 点处见厚醋白,袖口状腺开口;C. 宫颈下唇 4～6 点处见致密醋白,腺开口,非典型血管;D. 碘染色宫颈见大片碘不染区

2. 疾病诊断

宫颈 HSIL(CIN2),HPV 感染。

3. 治疗方案

光动力治疗,20% ALA 溶液敷于宫颈表面与宫颈管,封包时间 4 h,红光(波长 630～635 nm)照射,功率密度 80 mW/cm^2,照光时间 30 min。每周治疗 1 次,共治疗 6 次。

4. 疾病转归

患者于 ALA-PDT 治疗后 3 个月复查 HPV 阴性,TCT NILM,行阴道镜检查,阴道镜下印象:宫颈 LSIL,阴道镜活检病理诊断:宫颈 4、8、12 点黏膜慢性炎伴湿疣样变,颈管黏膜慢性炎(图 4-12)。治疗后 6 个月复查 HPV 阴性、TCT

NILM,阴道镜下印象:宫颈炎症,阴道镜活检病理诊断:宫颈 4、8、12 点及颈管黏膜慢性炎。

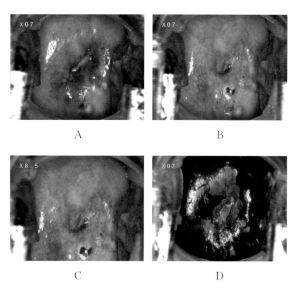

A　　　　　　　　B

C　　　　　　　　D

图 4-12　ALA-PDT 治疗后 3 个月阴道镜图像

A. 生理盐水擦拭宫颈表面黏液后鳞柱交界可完全暴露,宫颈外观结构较治疗前无明显改变;B. 醋酸试验后宫颈可见云雾状醋白;C. 宫颈下唇治疗前 4~6 点处致密醋白、袖口状腺开口、非典型血管均消退,可见薄醋白及腺开口;D. 碘试验见部分碘不染区域,较治疗前明显缩小

5. 病例特点及疗效评价

该患者年轻未生育,高危型 HPV 持续感染 1 年余,阴道镜检查可见宫颈鳞柱交界完全可见,2 型转化区,阴道镜下印象:宫颈 HSIL,病变完全可见。活检病理诊断 CIN2。告知患者宫颈 CIN2

属于宫颈高级别病变,首选宫颈锥切术治疗,也可选择激光等消融治疗,如迫切要求生育,也可以随访,半年后复查。同时告知宫颈锥切术和物理消融治疗可能会导致宫颈机能不全,增加将来流产及早产等风险;随访可能导致病情进展,甚至发展为宫颈癌等风险。患者有生育的强烈愿望,希望选择对宫颈创伤小、对后续怀孕无影响的治疗方法,与患者充分沟通后,患者选择了光动力治疗。

该患者光动力治疗方案为 ALA - PDT 2 个疗程,每周 1 次,共治疗 6 次。采用宫颈表面及宫颈管同时照射治疗。治疗期间,患者自诉每次照光结束后 3~4 天阴道分泌物多,余无不适。光动力治疗后 1 个月,复查阴道镜,阴道镜下可见原疑似病变处消失,患者继续随访。治疗后 3 个月,再次复查阴道镜,阴道镜下印象为宫颈 LSIL,宫颈活检提示黏膜慢性炎伴湿疣样变,同期复查 HPV 阴性,TCT NILM,建议患者随访。治疗后 6 个月,患者复查 HPV 及 TCT 均正常,阴道镜下印象为正常宫颈,阴道镜活检病理示宫颈黏膜炎。此后,患者每半年随访 1 次至 2 年,均为 HPV 阴性,TCT NILM,建议后续每年随访 1 次。

患者经 2 个疗程 ALA - PDT(6 次)后病变治愈,HPV 转阴,治疗期间无严重不良反应,宫颈外观结构亦未见改变。虽然 25 岁以上宫颈 HSIL

(CIN2)患者首选宫颈锥切术治疗,但该患者未育,有强烈生育愿望,迫切要求选择对宫颈结构及机能影响小的无创治疗方法,ALA‐PDT 为其提供了有效的治疗手段。但需要注意的是,CIN2 为宫颈癌前病变,有一定的疾病进展风险,该类患者选择光动力治疗要充分知情同意,把握治疗指征,且务必告知患者术后需要定期随访。

第二节
阴道鳞状上皮内病变

一、概述

(一) 定义

阴道鳞状上皮内病变(SIL)又称阴道上皮内瘤变(VaIN),是指在阴道的鳞状上皮内出现不典型增生及原位癌的一类疾病。目前临床分类方案中采用二级分类法,将阴道 SIL 分为阴道 LSIL 和阴道 HSIL。LSIL 包括 VaIN1、轻度鳞状上皮不典型增生、扁平湿疣、非典型挖空细胞及挖空细胞形成;HSIL 包括中度鳞状上皮不典型增生或 VaIN2、重度鳞状上皮不典型增生或 VaIN3,以及鳞状细胞原位癌。

早期研究认为阴道 SIL 发病率较低,仅占下生殖道上皮内病变的 0.4%。近年来,由于液基细胞学检测和 HPV 筛查在下生殖道上皮内病变的检测中得到广泛应用,同时阴道镜检查技术也在不断提高,阴道 SIL 的检出率呈现逐年上升趋势。阴道 SIL 作为下生殖道上皮内病变的重要组成部分,其实际发病率可能被低估,因此在重视宫颈病变诊治的前提下,应同等重视阴道 SIL。

HPV 感染是阴道 SIL 的主要病因,在所有阴道 SIL 患者中 HPV 阳性率约为 90%。阴道 LSIL 与低危型和高危型 HPV 感染均相关;而阴道 HSIL 主要由高危型 HPV 感染引起,并以 HPV16 感染最为常见,占比高达 $50\% \sim 85.7\%$。研究显示,HPV 阳性率与病理组织学分级呈正相关,且 HPV16 阳性的阴道 SIL 患者病变持续的风险更高。年龄是阴道 SIL 发病的重要因素,由于绝经后女性缺乏雌激素的作用,阴道上皮菲薄,局部抵抗力下降,易被高危型 HPV 感染,绝经后女性阴道 SIL 的发病风险增加。另外,宫颈癌及癌前病变的相关疾病与阴道 SIL 发病密切相关,因此阴道镜检查时要高度重视阴道部位的观察,尤其是穹隆部。其他相关发病因素还包括阴道放射治疗史,免疫功能缺陷或异常等。

(二) 临床表现与诊断

阴道 SIL 缺乏特异性的临床表现,或仅有分泌物增多伴臭味,或性交后出血。病灶多位于阴道上段,单个或多个,分散或融合,红色或白色,散在的病灶呈卵圆形,稍隆起,表面有刺状细突。

阴道 SIL 可应用"三阶梯式"诊断步骤进行筛查。如细胞学发现异常,应明确其是否来自阴道。阴道镜下定位活检是诊断阴道 SIL 的金标准。由于阴道 SIL 的阴道镜下表现与宫颈病变相比较不典型,因此阴道镜下诊断阴道 SIL 的准确性较宫颈低,非常依赖医师的经验。另外,对绝经后妇女,在行阴道镜检查前 2~4 周可局部应用雌激素乳膏以提高诊断的准确性。

(三) 治疗

阴道 LSIL 病变多数可自行消退,需严密观察并且定期随访。但并非所有阴道 LSIL 患者均可逆转,部分病变可能持续甚至进展。尤其对于复发性、广泛性、合并宫颈癌/宫颈癌前病变治疗病史的阴道 LSIL,可以选择进行干预。

由于阴道 HSIL 具有较高的进展为浸润癌的风险,推荐积极治疗。治疗应根据病变级别、病灶的位置、HPV 感染情况、病灶范围、患者年龄、既往病史、合并疾病等多重因素,综合分析并制订个体化的治疗方案。

1. 光动力治疗

ALA-PDT 可同时治疗多个病灶,创伤小,可重复性高,易于操作,是安全有效的治疗新方法,其对阴道 SIL 的临床价值仍待后续更多研究数据支持。

2. 药物治疗

可局部用药,包括咪喹莫特乳膏、5-氟尿嘧啶、三氯乙酸和雌激素等。局部用药疗程较长,需注意药物不良反应及治疗和随访的依从性。

3. 物理治疗

激光、电灼、冷冻、超声汽化吸引等都是临床可用的物理治疗方法,但由于阴道前壁与膀胱和尿道相邻,后壁与直肠贴近,在控制治疗深度方面存在一定的挑战,可能会存在损伤周围脏器的风险。

4. 手术治疗

手术切除是阴道 SIL 的可选治疗方案之一,由于术后患者生活质量受到一定影响,因此手术通常适用于保守治疗无效、病变进展风险高、不适合随访的患者。手术方式包括阴道局部切除或阴道区段切除、全阴道切除术、LEEP 等。需要考虑对阴道结构和功能的影响,避免手术副损伤。

5. 放射治疗

放射治疗不应作为阴道 HSIL 的一线治疗方法,仅适用于阴道 HSIL 反复复发,其他治疗方法无效或者合并基础疾病、不适于手术的患者。

二、ALA-PDT 在阴道鳞状上皮内病变的临床应用

研究证实,宫颈癌前病变和宫颈 HPV 相关感染患者经 ALA-PDT 治疗后疗效显著。鉴于阴道 SIL 也是女性下生殖道 HPV 感染相关疾病之一,其发生和发展与宫颈癌前病变较为相似,因此近年来我国多家中心开始尝试使用 ALA-PDT 治疗阴道 SIL。总体而言,ALA-PDT 治疗阴道 SIL(VaIN1～3)疗效显著,研究显示病灶缓解率达83.3%,且愈合时间短于 CO_2 激光治疗。与手术切除相比,PDT 治疗阴道 HSIL 疗效无显著差异,且 ALA-PDT 治疗未见严重不良反应,能够维持靶器官的结构和功能完整性,具备更高的安全性。ALA-PDT 可同时治疗多个病灶,在治疗多灶性和弥散性病变方面具有优势。最近的研究表明,ALA-PDT 适合治疗各个年龄段的阴道 SIL 患者,特别是年轻的阴道 SIL 患者。

我国《阴道恶性肿瘤诊断与治疗指南(2021 年版)》指出阴道 SIL 可采用 PDT 进行治疗。2023 年《欧洲妇科肿瘤学会、国际外阴阴道疾病研究学会、欧洲外阴疾病研究学会和欧洲阴道镜检查联合会关于阴道上皮内瘤变的管理共识》也提出,ALA-PDT 治疗高危型 HPV 相关的阴道 SIL 的完全缓

解率在 88.64%～90.9% 之间,且不良反应轻微可耐受,可保持患者宫颈和阴道解剖结构和功能的完整性。ALA‐PDT 治疗阴道 SIL 具有疗效确切、无创、可重复治疗、保留正常解剖结构及能够治疗多灶性病变等特点,已逐渐成为阴道 SIL 的理想治疗选择。

三、ALA‐PDT 治疗方案

适用于组织学 VaIN1～3,经组织病理学检查排除浸润癌的患者。为避免阴道皱襞影响光照治疗效果,要求病变部位清晰可见,并能充分接收到光照射。ALA‐PDT 治疗方案如表 4‐2 所示。

表 4‐2 ALA‐PDT 治疗方案

预处理		常规清洁外阴、阴道、宫颈表面即可
配制 ALA	剂型	凝胶/溶液
	浓度	20%
敷药	范围	覆盖病灶表面及其周边 0.5～1.0 cm
	时间	(3.5±0.5)h
照光参数	光源	红光,波长 630～635 nm
	功率密度	40～120 mW/cm²
	能量密度	60～150 J/cm²

ALA－PDT疗程如下：

（1）阴道LSIL(VaIN1)：推荐1～2个疗程（治疗3次为1个疗程），每7～14天治疗1次。

（2）阴道HSIL(VaIN2～3：推荐2～3个疗程（治疗3次为1个疗程），或在手术、物理治疗后联合ALA－PDT治疗1～2个疗程。每7～14天治疗1次。

（3）如遇月经，待月经彻底结束后1～2天再行治疗。

四、治疗案例

（一）案例1

1. 基本情况

患者，女，40岁，常规体检发现HPV6及HPV16阳性，TCT ASC－US。患者平素月经规律，量中，无痛经。生育史：1-0-1-1。阴道镜检查：宫颈3型转化区，表面光滑，无明显醋白反应，阴道后穹隆可见散在片状厚醋白上皮，碘试验不着色（图4-13）。阴道镜下印象：VaIN1～2。活检病理：宫颈黏膜慢性炎，颈管黏膜慢性炎，阴道壁鳞状上皮乳头瘤样增生伴轻度非典型增生。超声、MRI等影像学检查未见异常，鳞状细胞癌抗原（squamous cell carcinoma antigen，SCCA）正常。

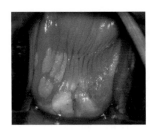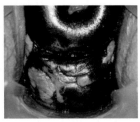

A   B

图4-13   ALA-PDT治疗前阴道镜图像

A. 醋酸试验后可见阴道后穹隆片状厚醋白上皮;B. 阴道后穹隆碘试验不着色

2. 疾病诊断

阴道 LSIL,HPV 感染。

3. 治疗方案

光动力治疗,20%ALA 溶液敷于阴道病灶及周围 1 cm,封包时间 4 h,红光(波长 630~635 nm)照射,功率密度 80 mW/cm^2,照光时间 30 min。每周治疗 1 次,3 次治疗后阴道镜显示大部分阴道壁病灶消失,予以充分评估后,再次进行 2 次光动力治疗,共进行 5 次光动力治疗。

4. 疾病转归

末次 ALA-PDT 治疗后 3 个月复查,HPV 阴性,TCT NILM,阴道镜检查未见明显异常(图 4-14)。治疗后 6 个月随访提示 HPV 阴性,TCT NILM。

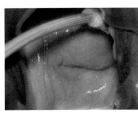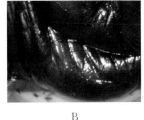

A   B

图 4 - 14　ALA - PDT 治疗后 3 个月阴道镜图像

A. 醋酸试验后阴道后穹隆厚醋白上皮消失;B. 碘试验可见碘不着色面积较治疗前明显减少

5. 病例特点及疗效评价

　　该患者体检行宫颈癌筛查发现 HPV6 及 HPV16 阳性,TCT ASC - US,阴道镜检查见阴道后穹隆厚醋白,碘试验不着色,阴道镜下印象为 VaIN1~2,阴道壁活检病理诊断为阴道 LSIL。患者 40 岁,有性生活要求,拒绝手术治疗或激光治疗,拒绝观察,充分沟通后,患者选择了光动力治疗。该患者光动力治疗方案为 ALA - PDT 5 次,每周 1 次。治疗期间,患者自诉治疗后无不适,5 次 ALA - PDT 治疗后 3 个月复查,阴道镜下印象为正常宫颈及阴道壁,同期复查 HPV 阴性,TCT NILM。随后 1 年内患者每 3 个月随访 1 次 HPV 及 TCT,均提示 HPV 阴性,TCT NILM,后改为每年随访 1 次,未见特殊异常。患者经过 ALA - PDT 治疗后病变治愈,HPV 转阴,治疗期间无严重不良反应,阴道结构和功能均未受影响,提示光动力治疗在保守治疗阴道壁散在多处癌前病变中具有良好的应用前景。

(二) 案例 2

1. 基本情况

患者,女,27 岁,HPV52 持续感染 2 年,发现阴道 LSIL 2 月余。患者平素月经规律,量中,无痛经。生育史:0-0-0-0。患者 8 个月前因"宫颈 HSIL"行 LEEP,10 余天前复查 HPV52 阳性,TCT LSIL。阴道镜检查:宫颈 LEEP 术后改变,3 型转化区,宫颈鳞柱交界不可见,宫颈表面光滑,未见增厚醋白上皮,碘试验阳性;右侧阴道壁穹隆部片状薄醋白上皮,碘试验不着色(图 4-15)。阴道镜下印象:VaIN1。活检病理:宫颈黏膜慢性炎,颈管黏

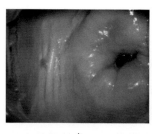 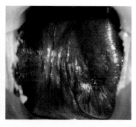

A   B

图 4-15　ALA-PDT 治疗前阴道镜图像

A. 醋酸试验后可见阴道右侧穹隆片状薄醋白上皮;B. 碘试验可见阴道右侧穹隆条片状碘试验不着色

膜慢性炎，右侧阴道壁 LSIL，P16（点灶＋），Ki-67（上皮下 1/3＋～1/2＋）。

2. 疾病诊断

阴道 LSIL，HPV 感染。

3. 治疗方案

光动力治疗，20％ALA 溶液敷于阴道病灶及周围 1 cm，封包时间 4 h，红光（波长 630～635 nm）照射，功率密度 80 mW/cm^2，照光时间 30 min。每周治疗 1 次，共治疗 3 次。

4. 疾病转归

末次 ALA-PDT 治疗后 3 个月复查，HPV 阴性，TCT NILM，阴道镜检查未见异常，阴道壁活检：慢性炎症（图 4-16）。治疗后 6 个月随访提示 HPV 阴性，TCT NILM。

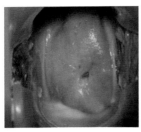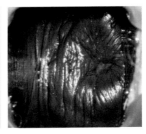

A　　　　　　　　B

图 4-16　ALA-PDT 治疗后 3 个月阴道镜图像

A. 醋酸试验可见阴道右侧壁穹隆无明显醋白反应；B. 碘试验可见碘不着色面积较治疗前明显减少

5. 病例特点及疗效评价

该患者年轻未生育,要求在不影响女性生殖器官结构和功能的前提下,选择创伤性小、安全性高的治疗手段。PDT 为无创的治疗手段,不影响女性生殖器官的结构和功能,选择性高、创伤性小、安全性高,相比于其他传统的阴道癌前病变疾病治疗方法,在有生育要求的阴道癌前病变患者中具有良好的应用前景。

(三) 案例 3

1. 基本情况

患者,女,47 岁,宫颈锥切术后 3 年余,发现 HPV 阳性 1 周。患者绝经 2 年。生育史:1 - 0 - 3 - 1。3 年前因"宫颈 HSIL"行宫颈锥切术,1 周前复查其他高危型 HPV 阳性,TCT LSIL。阴道镜检查:宫颈锥切术后改变,宫颈萎缩,3 型转化区,宫颈鳞柱交界不可见,宫颈表面光滑,宫颈四周阴道壁散在片状薄醋白上皮,碘试验不着色(图 4 - 17)。阴道镜下印象:VaIN1。活检病理:宫颈黏膜慢性炎,颈管黏膜慢性炎,阴道壁 LSIL。

2. 疾病诊断

阴道 LSIL,HPV 感染。

3. 治疗方案

光动力治疗,20% ALA 溶液敷于阴道病灶及周围 1 cm,封包时间 4 h,红光(波长 630～635 nm)

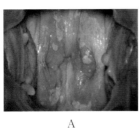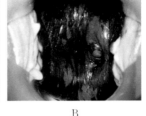

A   B

图 4-17 ALA-PDT 治疗前阴道镜图像

A. 醋酸试验可见宫颈四周阴道壁散在片状薄醋白上皮；B. 碘试验可见宫颈四周阴道壁碘不着色

照射，功率密度 80 mW/cm²，照光时间 30 min。每周治疗 1 次，共治疗 6 次。

4. 疾病转归

末次 ALA-PDT 治疗后 3 个月复查，HPV 阴性，TCT NILM，阴道镜检查未见异常，阴道活检：慢性炎症（图 4-18）。治疗后 6 个月随访提示 HPV 阴性，TCT NILM。

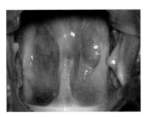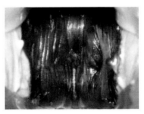

A   B

图 4-18 ALA-PDT 治疗后 3 个月阴道镜图像

A. 醋酸试验可见宫颈四周阴道侧壁未见明显醋白上皮；B. 碘试验可见宫颈四周阴道壁散在片状碘试验不着色区，碘不着色面积较治疗前明显减少

5. 病例特点及疗效评价

该患者宫颈锥切术后,绝经后宫颈萎缩,多处散在阴道壁 LSIL,ALA - PDT 治疗 2 个疗程后复查 HPV、TCT 转阴,阴道镜未见明显病变。PDT 为无创的治疗手段,不影响女性生殖器官结构和功能,选择性高、创伤性小、安全性高。

(四) 案例 4

1. 基本情况

患者,女,40 岁,子宫切除术后 3 年,发现 HPV16 感染 2 年。患者已绝经。生育史:4 - 0 - 2 - 2。患者 3 年前因"子宫肌瘤"行子宫全切术,2 年前发现 HPV16 阳性。后规律随访:HPV16 持续感染 2 年,复查 TCT NILM。阴道镜检查:阴道残端右侧可见厚醋白,碘试验局灶呈亮黄色样不着色(图 4 - 19)。阴道镜下印象:阴道残端局灶

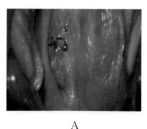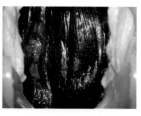

| A | B |

图 4 - 19　ALA - PDT 治疗前阴道镜图像

A. 醋酸试验见阴道残端右侧片状厚醋白上皮;B. 碘试验见阴道残端右侧局灶呈亮黄色样不着色

VaIN2～3。活检病理：阴道残端 HSIL。超声、MRI 等影像学检查及 SCCA 未见异常。

2. 疾病诊断

阴道 HSIL，HPV 感染。

3. 治疗方案

光动力治疗，20％ALA 溶液敷于阴道病灶及周围 1 cm，封包时间 4 h，红光（波长 630～635 nm）照射，功率密度 80 mW/cm²，照光时间 30 min。每 8 天治疗 1 次，5 次治疗后阴道镜检查局部病灶消失，巩固治疗 1 次。

4. 疾病转归

末次 ALA-PDT 治疗后 3 个月复查，HPV 阴性，TCT NILM，阴道镜检查未见异常，阴道残端活检：慢性炎症（图 4-20）。治疗后 6 个月随访提示 HPV 阴性，TCT NILM。

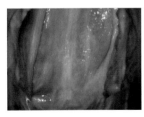 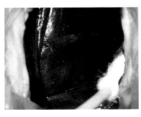

| A | B |

图 4-20 ALA-PDT 治疗后 3 个月阴道镜图像

A. 醋酸试验未见阴道残端有明显醋白上皮；B. 碘试验可见碘不着色面积较治疗前明显减少

5. 病例特点及疗效评价

该患者 3 年前因子宫肌瘤行子宫切除术,术前 HPV 感染与否具体不详,术后 1 年行宫颈癌筛查发现 HPV16 阳性,后规律随访 HPV16 持续感染 2 年,复查 TCT NILM。进一步阴道镜检查见阴道残端右侧厚醋白,碘试验病灶呈亮黄色样不着色,阴道壁活检病理诊断为阴道 HSIL。患者 40 岁,有性生活要求,拒绝手术及激光等有创治疗,充分沟通后,患者选择了 PDT。该患者光动力治疗方案为 ALA-PDT,2 个疗程共治疗 6 次,每 8 天 1 次。治疗期间,患者自诉治疗后阴道分泌物增多,余无不适,未予处理,后自行缓解。6 次 ALA-PDT 治疗后 3 个月复查,阴道镜下印象为正常阴道残端,残端活检提示慢性炎,同期复查 HPV 阴性,TCT NILM。随后 1 年内患者每 3 个月随访 1 次 HPV 及 TCT,均提示 HPV 阴性,TCT NILM,后改为每年随访 1 次,未见异常。患者经过光动力治疗后病变治愈,HPV 转阴,治疗期间无严重不良反应,阴道结构及功能亦未改变,提示 ALA-PDT 可作为子宫切除术后阴道残端癌前病变保守治疗的选择之一。

(五) 案例 5

1. 基本情况

患者,女,18 岁,同房后少量阴道出血。患者平素月经规律,量中,无痛经。生育史:0-0-0-0。患者发现同房后少量阴道出血,检查发现HPV58 阳性,TCT NILM;阴道镜检查:宫颈 1 型转化区,柱状上皮外翻,宫颈转化区内可见片状稍厚醋白上皮,阴道右侧壁上段厚醋白,碘试验阴性(图 4 - 21)。阴道镜下印象:宫颈 HSIL 合并VaIN2～3。活检病理:宫颈局灶 HSIL,阴道壁活检鳞状上皮增生伴局灶 HSIL。超声、MRI 等影像学检查未见异常,SCCA 正常。

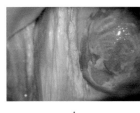 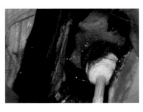

A B

图 4 - 21 ALA - PDT 治疗前阴道镜图像

A. 醋酸试验见宫颈及阴道右侧壁片状厚醋白上皮;B. 碘试验可见宫颈及阴道右侧壁碘不着色区

2. 疾病诊断

宫颈 HSIL 合并阴道 HSIL,HPV 感染。

3. 治疗方案

光动力治疗,20%ALA 溶液敷于宫颈管、宫颈表面与阴道病灶及周围 1 cm,封包时间 4 h,红光(波长 630～635 nm)照射,功率密度 80 mW/cm²,

照光时间 30 min。每周治疗 1 次,一共治疗 6 次,治疗后阴道镜检查示病灶消失。

4. 疾病转归

末次 ALA - PDT 治疗后 3 个月复查,HPV 阴性,TCT NILM,阴道镜检查未见明显异常(图 4 - 22)。治疗后 6 个月随访提示 HPV 阴性,TCT NILM。

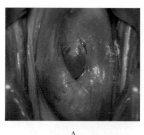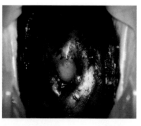

A   B

图 4 - 22　ALA - PDT 治疗后 3 个月阴道镜图像

A. 醋酸试验未见宫颈及阴道壁有明显厚醋白上皮;B. 碘试验可见碘不着色面积较治疗前明显减少

5. 病例特点及疗效评价

该患者年轻未生育,病理提示宫颈 HSIL 合并 VaIN3。患者本人及家属迫切要求选择一种对未来生育影响小的治疗方法,充分沟通后,选择了 PDT。该患者光动力治疗每周 1 次,连续 6 次。治疗期间,患者无特殊不适。ALA - PDT 治疗后 3 个月,复查 HPV 阴性,TCT NILM,阴道镜下印象为正常宫颈及阴道壁，随后，患者定期随访未见病情反复。ALA PDT 治疗患者多灶性病变后，宫颈、阴道结构和功能均未受影响。

ALA - PDT 是一种非侵入性治疗方法，研究表明，它不仅对宫颈癌前病变合并阴道 SIL 有显著的疗效，而且不伴有严重的不良反应，还维持了靶器官结构和功能的完整性。光动力治疗具有高选择性、广覆盖、无创伤的特点，能最大限度保留阴道外观和结构，是一种安全、有效、无创的治疗方式，尤其适合年轻、有生育和性生活需求的阴道 SIL 患者，对于潜在的病变亦具有治疗作用，复发率低。

第三节
外阴鳞状上皮内病变

一、概述

（一）定义

外阴鳞状上皮内病变（SIL）是一组与 HPV 感染相关的、局限于外阴鳞状上皮内且有进展为浸润癌潜在风险的病变。曾用外阴鲍温病（Bowen disease）、红斑角化病、外阴原位癌、外阴非典型增生及外阴上皮内瘤变（VIN）等术语。2015 年，国际外阴阴道疾病研究学会（International Society for the Study of Vulvovaginal Disease，ISSVD）将外阴

SIL 进行 3 级分类,即外阴 LSIL、外阴 HSIL 和 dVIN。这 3 级分类中,外阴 LSIL 包括扁平湿疣、VIN1、轻度不典型增生,外阴 HSIL 包括普通型 VIN(VIN usual type,uVIN)或 VIN 2/3,仅 dVIN 保留了瘤变(neoplasia)的名称。由于外阴 HSIL 和 dVIN 有明显进展为浸润癌的风险,因此被视为外阴癌的癌前病变。

目前,外阴 SIL 的具体发病率不详。但在过去的几十年中,外阴 HSIL 的发病率一直在上升,其发病率较原来增加了 1～4 倍,且发病趋势逐渐年轻化。一项新西兰研究纳入了 1962—2003 年 405 例外阴 HSIL 患者,发现与 1980 年以前相比,1980 年以后确诊外阴 HSIL 患者平均发病年龄从 50 岁下降至 39 岁,呈明显的年轻化趋势。另一项研究显示,外阴 HSIL 发病的高峰年龄为 40～49 岁(占比 60%～75%),其次是 55 岁以上女性。同时外阴 HSIL 的发病年龄分布呈不典型的双峰状,第一个高峰比较高,在 40～44 岁,第二个高峰相对较低,在 60～74 岁。有研究对我国 10 家医院 568 例外阴 HSIL 患者进行统计,发现外阴 HSIL 的发病高峰年龄为 41～50 岁,这一结果与上述研究报道相似。

外阴 SIL 的发病途径有 2 种:与 HPV 感染有关或与 HPV 感染无关。外阴 HSIL 与高危型

HPV 感染密切相关，尤其是 HPV16。在外阴 HSIL 中，高危型 HPV 的检出率一般＞80％，甚至有些可高达 85％～96％。dVIN 的发病与 HPV 感染无关，高危型 HPV 的检出率仅 2％。其具体病因不详，可能与外阴上皮基底细胞 P53 基因的突变有关。

（二）临床表现与诊断

外阴 LSIL 的临床表现多样，常无症状，部分患者可有外阴瘙痒、烧灼痛或性生活后疼痛等。发病部位多见于性生活时容易受损伤处，例如舟状窝、大小阴唇、肛周、阴道前庭及尿道口等，可单发或多发。

60％～85％的外阴 HSIL 患者可出现明显症状，症状以固定性瘙痒为主，其次为外阴不适、灼烧感及疼痛等，大小阴唇、会阴体多见，但上述症状均缺乏特异性。临床表现多样，但多数以扁平斑块、丘疹或疣状、略高出皮肤的色素性病灶为主。

对可疑病灶直接活检或阴道镜引导下病理活检是诊断外阴 SIL 的金标准。目前尚缺乏对早期外阴癌前病变和外阴癌的筛查手段。可采用 HPV 检测，但阳性率偏低。对外阴的脱落细胞涂片巴氏染色后可见同时存在挖空细胞及角化不良细胞。外阴角化上皮的碘染色对病变的识别和鉴别意义不大，可进行醋酸白试验寻找可疑病灶进行活检，提高诊断的准确率,但由于其假阳性率比较高,在外阴检查中通常不作为常规检查。

由于外阴 HSIL 与 dVIN 在流行病学、病因、发病机制、组织学、临床表现及恶性潜能上均不同,应该对这两者进行鉴别。此外,外阴 SIL 还需与硬化性苔藓、鳞状上皮细胞增生、假性上皮瘤增生、炎症、传染性皮肤病和其他皮肤病进行区分。

(三) 治疗

治疗目的在于消除病灶,缓解症状,阻断浸润癌发生。对于外阴 LSIL 患者,若无明显症状可推荐观察、定期随访。外阴 HSIL 应谨慎选择期待观察和随访,仅局限于依从性较好的外阴 HSIL、无症状年轻女性(25～30 岁)、妊娠期或计划近期妊娠、暂时性免疫抑制治疗患者,并且应严密观察,时间不超过 1 年。

1. 光动力治疗

PDT 是一种治疗外阴 SIL 的新方法,可选择性作用于病变组织,实现多病灶靶向治疗的目的,同时保留外阴解剖结构并具有良好的美容效果。

2. 药物治疗

有症状外阴 LSIL 或外阴 HSIL 可选择局部免疫治疗方法,包括咪喹莫特乳膏和 1% 西多福韦。5 -氟尿嘧啶乳膏由于其副作用较大,且复发率较高,现已少用或不用。

3. 物理治疗

常用 CO_2 激光治疗,适合于单病灶或多中心、融合病灶,特别是非毛发区、阴蒂周围或肛周病变。

4. 手术治疗

高度可疑浸润癌者,可选择单纯外阴切除术等手术治疗。应尽可能地保留外阴的正常解剖和生理功能,并预防术后切口不愈合、瘢痕形成、性生活障碍,以及阴蒂、尿道、肛门损伤等并发症。

二、ALA‐PDT 在外阴鳞状上皮内病变的临床应用

随着年轻女性中外阴 SIL 的发病率逐渐上升,保守治疗手段在该疾病的管理中越来越受到重视。CO_2 激光消融和局部病灶切除作为常用治疗手段,其复发率在 $10\%\sim50\%$ 之间。这一高复发率与多种因素有关,包括外阴 SIL 的分级、切缘状态、HPV 型别以及该疾病的多灶性质。ALA‐PDT 是一种新兴的非侵入性治疗技术,与上述治疗方法相比,它对正常组织的损伤较小。有研究比较目前常用的几种外阴 SIL 治疗方法时发现,ALA‐PDT 的临床疗效与激光、局部切除等传统治疗方法相似,且不会形成瘢痕,美容效果佳,能够保持外阴结构和功能完整。研究表明,ALA‐PDT 联合术前预处理,可以为外阴 SIL 患者提供更好的疗效。一

项研究入组了 17 例既往接受药物、CO_2 激光消融或手术切除治疗后复发的患者,采取外阴剃刮术联合 ALA‑PDT 治疗,研究显示患者的总有效率为 94%,完全缓解率为 64.7%。

2022 版《欧洲妇科肿瘤学会、国际外阴阴道疾病研究学会、欧洲外阴疾病研究学会和欧洲阴道镜检查联合会关于侵袭前外阴病变的管理共识》提出光动力可用于治疗外阴 SIL。2020 年,我国《外阴鳞状上皮内病变诊治专家共识》指出光动力治疗外阴 HSIL 具有选择性好、重复性佳、保护外观及功能、治疗后局部不留瘢痕、愈合时间短的优势。研究报道的 ALA‑PDT 治疗外阴 SIL 的缓解率为 52%~89%,在无光敏剂禁忌证的情况下,可成为外阴 SIL 患者的治疗选择之一。

三、ALA‑PDT 治疗方案

适用于组织学 VIN1~3,经多点活检病理学检查排除浸润癌和 dVIN 的患者。ALA‑PDT 治疗方案如表 4‑3 所示。

表 4‑3 ALA‑PDT 治疗方案

预处理	清洁外阴;伴色素沉着或角化过度的病变,可行物理治疗清除表面病灶	
配制 ALA	剂型	凝胶/溶液
	浓度	20%

敷药	范围	覆盖病灶表面及其周边 0.5～1.0 cm
	时间	(3.5±0.5)h
照光参数	光源	红光,波长 630～635 nm
	功率密度	40～120 mW/cm²
	能量密度	60～150 J/cm²

ALA - PDT 疗程如下:

(1) 外阴 LSIL(VIN1):推荐 1～2 个疗程(治疗 3 次为 1 个疗程),每 7～14 天治疗 1 次。

(2) 外阴 HSIL(VIN2～3):推荐 2～3 个疗程(治疗 3 次为 1 个疗程),或在手术、物理治疗后联合 ALA - PDT 治疗 1～2 个疗程。伴色素沉着或角化过度的病变,可先行物理治疗清除表面病灶,提高 ALA 的渗透性,再予 ALA - PDT 治疗 1～2 个疗程。每 7～14 天治疗 1 次。

(3) 如遇月经,待月经彻底结束后 1～2 天再行治疗。

四、治疗案例

(一) 案例 1

1. 基本情况

患者,女,24 岁,体检发现 HPV16 阳性。患者平素月经规律,量中,无痛经。生育史:0 - 0 - 0 -

0。患者平素无接触性出血等异常,有时因外阴瘙痒在附近诊所就诊,给予洗液、克林霉素软膏等外用后症状缓解。此次因体检发现 HPV16 阳性,TCT NILM,故来院进一步检查。阴道镜图像:会阴后连合可见片状增生凸起,呈黑灰色,醋酸试验可见表面呈斑片状稍厚重醋白上皮(图 4 - 23)。阴道镜下印象:外阴 HSIL;活检病理:会阴后连合黏膜慢性炎伴鳞状上皮挖空样改变,部分鳞状上皮呈高级别病变(VIN2),P16(弥漫 +),Ki - 67(60%+)。

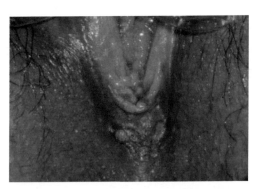

图 4 - 23 ALA - PDT 治疗前阴道镜图像

会阴后连合可见片状增生凸起,呈黑灰色,醋酸试验可见表面呈斑片状稍厚重醋白上皮

2. 疾病诊断

外阴 HSIL,HPV 感染。

3. 治疗方案

光动力治疗,20％ALA溶液覆盖会阴后连合表面病灶及周围 1 cm,封包时间 4 h,红光(波长 630～635 nm)照射,功率密度 80 mW/cm^2,照光时间 25 min。每 7～14 天治疗 1 次,一共治疗 6 次。照光过程中出现刺痛等不良反应,期间采用冷风机局部降温镇痛,照光结束后冰敷患处,症状明显减轻。

4. 疾病转归

末次治疗 3 个月后复查会阴后连合见片状淡薄醋白反应,未见原先的黑灰色凸起病灶,复查TCT NILM,HPV 阴性(图 4 - 24)。治疗后 6 个月复查外阴部皮肤黏膜弹性好,颜色正常,未见增生物及醋白反应,复查 TCT NILM,HPV 阴性,病理:

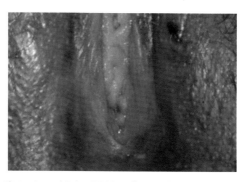

图 4 - 24　ALA - PDT 治疗后 3 个月阴道镜图像

会阴后连合处上皮色泽、弹性正常,未见原先的黑灰色凸起病灶,醋酸试验后,后连合处未见凸起的呈色素沉着改变的病灶,两侧小阴唇及后连合处皮肤黏膜醋白上皮改变极为淡薄,未见厚重醋白上皮

未见上皮病变,P16(一),Ki - 67(底层一)。

5. 病例特点及疗效评价

该患者外阴有瘙痒症状,但既往并未正规检查、治疗,后因 HPV16 感染转诊阴道镜检查,经详细评估发现外阴病变,阴道镜下印象为外阴 HSIL,外阴活检病理诊断为 HSIL。该病例的病灶单发,涉及外阴治疗面积不是特别大,但患者惧怕手术,要求保守治疗,与患者充分沟通后,患者选择了光动力治疗。

该患者治疗方案为单纯 ALA - PDT 治疗 2 个疗程,每 7~14 天 1 次,连续 6 次。治疗期间,患者无明显不适主诉。光动力 2 个疗程治疗后 3 个月,复查阴道镜,阴道镜下印象为正常外阴,患者继续随访。治疗结束后 6 个月与 10 个月随访 HPV 及 TCT,均提示 HPV 阴性,TCT 阴性。结果显示,患者经 2 个疗程 ALA - PDT 治疗后病灶消失、HPV 转阴,治疗期间无严重不良反应,外阴外观结构亦未见改变,提示 ALA - PDT 是单病灶外阴 HSIL 的一种安全、有效、无创的治疗方式。

(二) 案例 2

1. 基本情况

患者,女,30 岁,因白带多伴外阴痒就诊。患者平素月经规律,量中,无痛经。生育史:0 - 0 - 0 - 0。患者平素无接触性出血等异常,至门诊就诊,发现 HPV18 阳性,TCT NILM,故转诊阴道镜门诊进一步检查。阴道镜图像:会阴后连合处见牡蛎灰色小块上皮凸起;醋酸试验可见增厚的醋白上皮(图 4 - 25)。阴道镜下印象:外阴 HSIL。活检病理:会阴后连合 VIN2~3,P16(+),Ki - 67(鳞状上皮中上层+)。

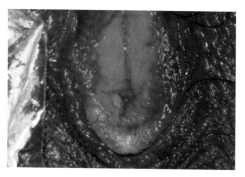

图 4 - 25 ALA - PDT 治疗前外阴阴道镜图像

会阴后连合处见牡蛎灰色小块上皮凸起,醋酸试验可见增厚的醋白上皮

2. 疾病诊断

外阴 HSIL,HPV 感染。

3. 治疗方案

光动力治疗,20% ALA 溶液覆盖外阴病灶及周围 1 cm,封包时间 4 h,红光(波长 630~635 nm)照射,功率密度 80 mW/cm^2,照光时间 25 min。每 7~14 天治疗 1 次,一共治疗 6 次。

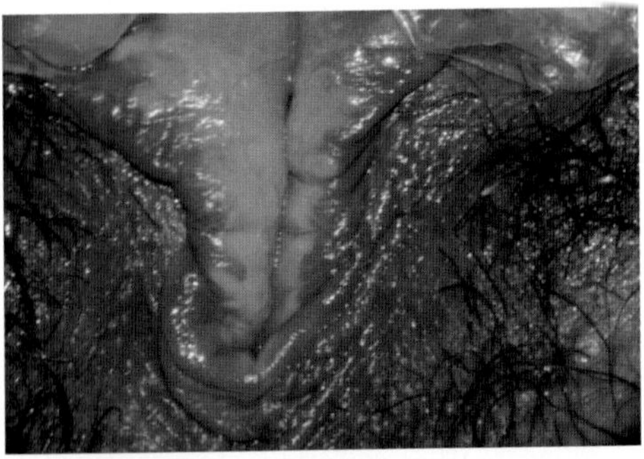

图 4 - 26　ALA - PDT 治疗后 4 个月外阴阴道镜图像

会阴后连合处的上皮色泽、弹性正常，未见凸起的上皮改变，醋酸试验后，原病灶处未见醋白上皮改变

4. 疾病转归

光动力治疗结束 4 个月后复查，提示 TCT NILM，HPV 阴性，外阴部位病理：右侧阴唇黏膜慢性炎，鳞状上皮不规则增生伴挖空样改变，未见确切上皮内病变，P16（－），Ki - 67（基底层＋）。光动力治疗 9 个月后复查 TCT NILM，HPV 阴性。

5. 病例特点及疗效评价

该患者有白带增多及外阴瘙痒症状，门诊易误诊为单纯外阴、阴道炎症而漏诊。对于既往无正规宫颈癌筛查的患者，应给予全面检查。该患者因 HPV18 阳性转诊阴道镜检查，经详细评估发现外阴 HSIL。患者经过详细了解后，有强烈治疗意愿，同时惧怕手术，要求保守治疗，因此选择了光动力治疗。

该患者治疗方案为单纯 ALA - PDT 治疗 2 个疗程,每 7～14 天 1 次,连续 6 次。治疗期间,患者无明显不适主诉。ALA - PDT 2 个疗程治疗后 4 个月复查阴道镜,阴道镜下印象为正常阴道镜图像,患者继续随访。结果显示,患者经 2 个疗程 ALA - PDT 治疗后病灶消失、HPV 转阴,治疗期间无严重不良反应,不影响外阴解剖结构,提示 ALA - PDT 是外阴 HSIL 的一种安全、有效、无创的治疗方式。

(三) 案例 3

1. 基本情况

患者,女,21 岁,因外阴瘙痒 3 月余就诊。患者 3 个月前因外阴痒、白带增多就诊,发现 HPV 16、18、33、68、83 阳性,TCT NILM,白带:清洁度 Ⅲ,白细胞(＋＋),霉菌、滴虫、线索细胞均未见,给予复方黄柏洗液、硝呋太尔制霉素阴道胶囊外用,症状反复。阴道镜图像:外阴形态发育正常,外阴双侧大阴唇、后连合可见散在片状黑灰色凸起增生物;醋酸试验可见凸起病灶表面、小阴唇内侧及会阴后连合处均出现较厚重醋白上皮(图 4 - 27)。阴道镜下印象:外阴 HSIL。活检病理:外阴 HSIL (VIN2～3),P16(＋),Ki - 67(近全层＋)。

2. 疾病诊断

外阴 HSIL,HPV 感染。

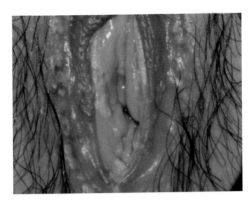

图 4-27　ALA-PDT 治疗前阴道镜图像

两侧大阴唇及会阴后连合表面见散在凸起增生病灶，
棕色、黑灰色不等，醋酸试验可见增生病灶表面厚重
醋白上皮，同时右侧小阴唇内侧出现稍厚的醋白上
皮，边界清晰

3. 治疗方案

光动力治疗，20% ALA 溶液覆盖外阴表面病
灶及周围 1 cm，封包时间 4 h，红光（波长 630～
635 nm）照射，功率密度 80 mW/cm^2，照光时间
25 min。每 7～14 天治疗 1 次，一共治疗 6 次。

4. 疾病转归

末次治疗 3 个月后复查阴道镜，见外阴部皮肤
黏膜弹性好，颜色正常，未见增生物及醋白反应，复
查 TCT NILM，HPV 阴性（图 4-28）。治疗后 6 个
月及 12 个月复查阴道镜，见外阴部皮肤黏膜弹性
好，颜色正常，未见增生物及醋白反应，复查 TCT
NILM，HPV 阴性。

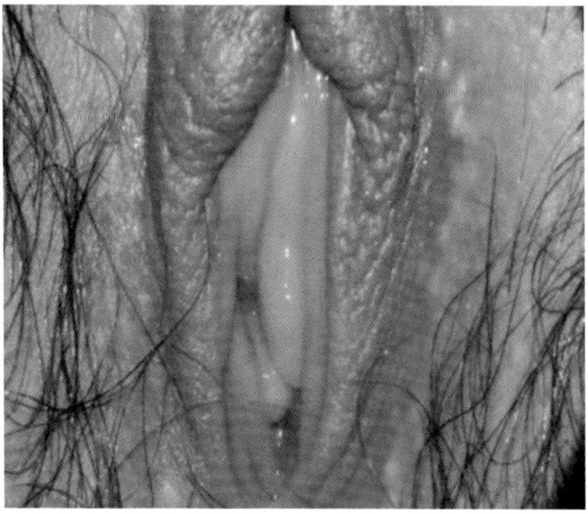

图 4-28 ALA-PDT 治疗 3 个月后阴道镜图像

外阴部皮肤黏膜弹性好,颜色正常,未见增生物及醋白反应

5. 病例特点及疗效评价

该患者年轻、未婚未育,外阴有瘙痒症状,诊断为外阴 HSIL,病变完全可见;外阴活检病理诊断为外阴 HSIL(VIN2～3),P16(＋),Ki-67(近全层＋)。患者本人迫切要求选择一种对外阴生理功能尤其是外观影响小的治疗方法,充分沟通后,患者选择了光动力治疗。

该患者治疗方案为单纯光动力治疗 2 个疗程,每 7～14 天 1 次,连续 6 次。治疗期间,患者自诉治疗过程中及治疗后有外阴肿胀、中度疼痛感,余无不适;嘱患者每次治疗前 45 min 口服曲马多,照光前 30 min 于外阴涂抹利多卡因乳膏,治疗结束后给予冷敷 10～15 min,并交代患者回家后每日冷敷直至症状消失。ALA‐PDT 治疗后 1 个月复查阴道镜,阴道镜下印象为正常外阴,患者继续随访。ALA‐PDT 治疗后 3 个月再次复查阴道镜,阴道镜下印象为正常外阴,同期复查 HPV 阴性,TCT NILM,后续将继续随访。结果显示,患者在接受 1 个疗程的光动力治疗后,增生样病变基本消失,经过 2 个疗程后病变痊愈。治疗期间,患者未出现严重的不良反应,且外阴外观结构没有观察到明显改变。这些发现表明 ALA‐PDT 可以作为一种安全、有效、无创的治疗方式,特别适用于年轻女性和对外阴美观有较高期望的外阴 HSIL 患者。

第四节
外阴硬化性苔藓

一、概述

(一) 定义

外阴硬化性苔藓(VLS)是一种好发于外阴及肛周的皮肤和黏膜,以外阴瘙痒、烧灼感为主要症状,临床表现为皮肤黏膜萎缩变薄、色素减退呈白色病变的慢性炎症性非瘤样皮肤病变。

VLS 既往被称为外阴白斑、外阴硬化性萎缩、外阴营养不良等,1987 年 ISSVD 正式将其命名为外阴硬化性苔藓,目前此称谓已在临床上广泛应用。国际疾病分类(International Classification of Diseases,ICD)依据疾病特征,并用编码的方法对VLS进行标识,使VLS分类更加趋于统一,现已完全摒弃了旧的名称如"外阴白斑""外阴干枯病"等(表4-4)。

表4-4　硬化性苔藓的国际疾病分类变化

ICD-10	ICD-11
L90.0:硬化萎缩性苔藓(lichen sclerosus et atrophicus),生殖器外受累	EB60.y:硬化性苔藓(lichen sclerosus),生殖器外受累
N90.4:外阴白斑(leukoplakia of the vulva)/外阴营养不良(vulvar dystrophy)/外阴干枯病(kraurosis vulvae)	EB60.0:外阴硬化性苔藓(vulvar lichen sclerosus)

文献中报道的VLS发病率差异悬殊,从1/1 000到1/70不等,由于部分患者无症状而未及时就诊,其实际发病率可能远被低估。国外报道VLS约占妇科就诊人群的1.7%,而国内尚无大规模的流行病学调查数据。一般认为,VLS发病年龄有两个高峰,最多见于绝经后妇女(平均年龄52.6岁),其次为青春期前女童(平均年龄7.6岁)。

(二)临床表现与诊断

主要表现为病损区顽固性瘙痒,夜间尤为明显,损害部分的黏膜萎缩后可表现为性交痛及性交困难。病损区常位于大小阴唇、阴蒂包皮、会阴后连合及肛周等部位,且多呈对称性改变。一般不累及阴道黏膜及大阴唇毛发生长区域。早期 VLS 病损区的变化有皮肤红肿,出现粉红、象牙白色或有光泽的多角形小丘疹,丘疹融合成片后呈紫癜状;若病变进展,会出现外阴萎缩,皮肤变白、皱缩、弹性差,可伴有皲裂及脱皮;晚期 VLS 病损区皮肤浅薄、皱缩,阴道口挛缩狭窄(图 4-29)。

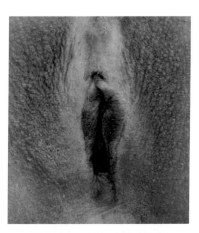

图 4-29 VLS 的临床表现

根据临床表现可做出初步诊断,组织病理学是诊断 VLS 的金标准。当 VLS 的临床表现不典型又反复发作，或不排除癌前病变、恶性肿瘤或其他外阴皮肤疾病时，均建议行外阴活检。VLS还应与外阴慢性单纯性苔藓、扁平苔藓、白癜风、黏膜类天疱疮、接触性皮炎、外阴 SIL 等进行鉴别。

(三) 治疗

VLS病情进展缓慢，容易反复发作，除部分青春期前幼女可自然缓解外，多数 VLS 患者还需积极干预治疗，延缓疾病进展，改善远期预后。不及时、不规范的治疗可导致外阴萎缩、粘连、瘢痕形成，甚至使外阴丧失正常解剖结构及功能，局部发生癌变的风险亦有所升高。

1. 药物治疗

外用糖皮质激素是 VLS 的一线治疗药物，连续使用 3～4 个月，50％以上患者的临床症状消失。钙调磷酸酶抑制剂可作为 VLS 的二线治疗药物，如 0.1％他克莫司软膏和 1％吡美莫司软膏。

2. 光动力治疗

ALA - PDT 治疗 VLS 能有效缓解患者的症状，改善性生活和情绪障碍，提高患者生活质量，近年来被广泛应用。

3. 物理治疗

包括点阵式激光治疗、聚焦超声治疗等，但目前临床研究较少，需要进一步观察研究。物理治疗前建议行外阴组织活检,排除外阴 SIL 及恶性肿瘤的可能。

4. 手术治疗

因手术术后创伤较大,且破坏外阴正常解剖结构,影响生活质量,故需慎重选择,仅适用于保守治疗无效、外阴粘连明显、高度可疑恶变者。

二、ALA‑PDT 在外阴硬化性苔藓的临床应用

近年来,临床使用 ALA‑PDT 治疗 VLS 取得了一定的进展。有研究对比了 ALA‑PDT 和丙酸氯倍他索治疗 VLS,4 次 ALA‑PDT 治疗后的完全有效率是 70%(14/20),而丙酸氯倍他索组的完全有效率是 35%(7/20),ALA‑PDT 组的完全有效率是丙酸氯倍他索组的 2 倍。在治疗结束 6 个月后,ALA‑PDT 组只有 1 名患者复发,而丙酸氯倍他索组有 7 名患者复发。Maździarz 等人对 102 名 VLS 患者进行 ALA‑PDT 治疗后,3 个月临床有效率为 87.25%,外阴上皮下瘀斑及毛细血管扩张缓解率达 78.95%,糜烂及皲裂减少 70.97%,且治疗后 12 个月未见复发。随着临床应用的逐步深入,有研究发现 ALA‑PDT 除了可改善 VLS 患者的客观表现和主观症状外,也可改善相应皮肤镜下特征,从而进一步证实了 ALA‑PDT 治疗 VLS 的

安全性和有效性。此外,ALA-PDT 对于常规治疗失败的难治性 VLS 依然具有很好的疗效。研究显示,30 例常规治疗失败的 VLS 患者进行 ALA-PDT 治疗,27 例瘙痒症状完全消失,3 例瘙痒症状由严重转为轻微,所有患者的病理改变均有所改善,报告结果均为满意或非常满意。

我国《女性外阴硬化性苔藓临床诊治专家共识(2021 年版)》提出,ALA-PDT 治疗 VLS 创伤小、副反应少,证据分级为 B 级,推荐等级为强,可适用于部分保守治疗无效或药物不耐受的患者。此外,ALA-PDT 不会影响治疗部位的组织结构和功能,治疗可重复,美容效果佳。一项系统性评价纳入了 PDT 治疗 VLS 的 20 篇相关文献,结果发现 PDT 治疗 VLS 能有效缓解患者的症状,改善性生活和情绪障碍,提高患者生活质量。VLS 患者对 PDT 总体耐受性良好,满意度高,已经成为治疗 VLS 的新方法。

三、ALA-PDT 治疗方案

适用于组织学 VLS,经组织病理学排除浸润癌和 dVIN,糖皮质激素等药物治疗无效或不良反应无法耐受或复发者。ALA-PDT 治疗方案如表 4-5 所示。

表 4-5 ALA-PDT 治疗方案

预处理	如病变皮肤黏膜萎缩变薄、色素减退、无明显硬结或粗糙,无需预处理;如伴角化过度,建议先采用激光、微波等方式去除过度增生的表层皮损	
配制 ALA	剂型	凝胶/溶液
	浓度	20%
敷药	范围	覆盖病灶表面及其周边 0.5～1.0 cm
	时间	(3.5±0.5)h
照光参数	光源	红光,波长 630～635 nm
	功率密度	40～120 mW/cm²
	能量密度	60～150 J/cm²

ALA-PDT 疗程如下:

(1) 病变皮肤黏膜萎缩变薄、色素减退、无明显硬结或粗糙者:推荐 1～3 个疗程(治疗 3 次为 1 个疗程),每 7～14 天治疗 1 次。

(2) 病变伴角化过度:推荐预处理后 ALA-PDT 治疗 1～2 个疗程,每 7～14 天治疗 1 次。

四、治疗案例

(一)案例 1

1. 基本情况

患者,女,26 岁,外阴瘙痒近 2 年。患者平素月经规律。生育史:1-0-0-1。患者产后 2 个月出现外阴瘙痒,渐加重,晚上瘙痒加重,性生活疼痛,性生活质量明显下降,当地医院予以药物局部治疗及物理治疗,无好转。查体:外阴小阴唇萎缩,阴蒂周围皮肤色素减退明显,弹性下降(图4-30)。活检病理:表皮萎缩,真皮浅层基质水肿及硬化,淋巴细胞在变性的结缔组织下方或纤维化基质和正常基质交界处呈片状浸润。

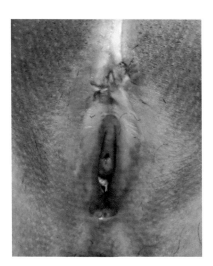

图4-30　ALA-PDT治疗前外阴表现

外阴小阴唇萎缩,阴蒂周围皮肤色素减退明显,弹性下降

2. 疾病诊断

外阴硬化性苔藓。

3. 治疗方案

光动力治疗,20％ALA 溶液敷于外阴病灶表面及其周边 0.5～1.0 cm,封包时间 4 h,红光(波长 630～635 nm)照射,功率密度 80 mW/cm²,照光时间 30 min。每 7～14 天治疗 1 次,共治疗 6 次。

4. 疾病转归

ALA - PDT 治疗结束后患者外阴无瘙痒,皮肤色泽及弹性渐渐恢复正常(图 4 - 31、图 4 - 32),治疗结束 3 个月后嘱患者可尝试性生活,患者诉无明显疼痛,性生活质量明显改善,恢复正常生活。随访 1 年未见复发,患者后备孕成功。

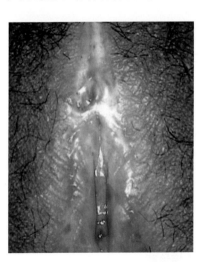

图 4 - 31 ALA - PDT 治疗后 1 个月外阴表现

小阴唇萎缩,黏膜弹性及颜色正常,阴蒂部位见活检伤口愈合后瘢痕

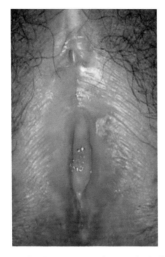

图 4 - 32　ALA - PDT 治疗后 6 个月外阴表现

外阴皮肤色泽及弹性好转

5. 病例特点及疗效评价

该患者为 26 岁年轻女性，1 - 0 - 0 - 1，外阴瘙痒近 2 年，产后 2 个月出现外阴瘙痒，夜间明显，有生育要求，因性生活质量下降影响备孕。体格检查发现小阴唇萎缩，皮肤菲薄，弹性下降，阴蒂周围皮肤色泽苍白。结合临床症状、体格检查及病理结果，诊断为 VLS。患者有生育需求，要求积极治疗，改善瘙痒和性生活时疼痛问题，充分沟通后选择 ALA - PDT。

该患者治疗方案为单纯光动力治疗 2 个疗程，共治疗 6 次。治疗期间，嘱患者放松紧张情绪，局部冷风降温处理,大、小阴唇肿胀持续 2~3 天后缓解。3 次治疗结束后白天瘙痒症状明显好转,仅夜间仍有瘙痒;5 次治疗结束后夜间瘙痒改善;6 次治疗结束后无瘙痒,皮肤色泽及弹性渐渐恢复正常。治疗结束 3 个月后嘱患者可尝试性生活,患者诉无明显疼痛,性生活质量明显改善。随访 1 年未见复发,患者后备孕成功,产后电话联系诉无明显瘙痒,偶有白带增多时瘙痒感,嘱其来院定期复查。该病例提示 ALA‑PDT 是一种安全、有效治疗 VLS 的手段,且不影响病灶部位的组织结构完整性,恢复迅速,不影响患者生育能力。

(二)案例 2

1. 基本情况

患者,女,52 岁,外阴瘙痒 13 年。患者 35 岁绝经,外阴瘙痒 13 年,患者诉瘙痒难耐,日夜瘙痒,夜间入睡困难,严重影响正常生活,且排尿淋漓不尽,刺痛感明显。既往药物治疗无效。查体:患者大、小阴唇萎缩变薄,皮肤表面粗糙皲裂,表面角化,呈瓷白色,小阴唇萎缩,前端粘连,阴蒂及尿道口暴露困难(图 4‑33)。活检病理:镜检显示黏膜慢性炎,表层鳞状上皮角化过度,真皮层炎症细胞浸润。

2. 疾病诊断

外阴硬化性苔藓。

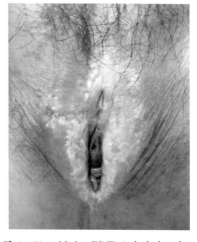

图 4-33 ALA-PDT 治疗前外阴表现

大、小阴唇萎缩变薄，皮肤表面粗糙皲裂，
表面角化，呈瓷白色，小阴唇萎缩，前端
粘连

3. 治疗方案

光动力治疗，20％ALA 溶液敷于外阴病灶表面及其周边 0.5～1.0 cm，封包时间 4 h，红光（波长 630～635 nm）照射，功率密度 80 mW/cm^2，照光时间 30 min。每 7～14 天治疗 1 次，共治疗 6 次。

4. 疾病转归

ALA-PDT 治疗 3 个月后外阴表面白色斑块消失（图 4-34）。患者之后定期复查，偶尔局部轻度瘙痒，不处理可自行好转，不影响生活，未见复发（图 4-35）。

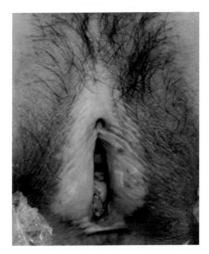

图 4-34　ALA-PDT 治疗后 3 个月外阴表现

外阴皮肤苍白,表面白色斑块消失

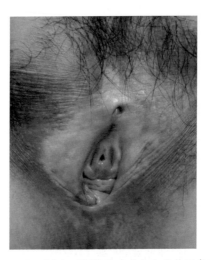

图 4-35　ALA-PDT 治疗后 6 个月外阴表现

外阴皮肤色泽红润,弹性增加

5. 病例特点及疗效评价

该患者 35 岁绝经,反复外阴瘙痒 13 年,严重影响正常生活。结合患者典型的临床症状、体格检查及病理结果,诊断为 VLS。患者瘙痒症状明显,排尿淋漓不尽,影响工作及生活,既往治疗效果欠佳,治疗意愿强烈,充分沟通后选择 ALA - PDT 治疗。

第一次治疗时患者表现出较明显的疼痛感,遂采用降低照光功率密度与两步照光法,并在治疗结束嘱局部间断冷敷,疼痛感显著减轻。治疗期间大、小阴唇肿胀持续 2～3 天。治疗结束后瘙痒症状消失,皮肤色泽及弹性渐渐恢复正常,皮肤颜色尚可,生活质量明显改善,恢复正常生活。截至最后一次复查,患者已随访 1 年,未见复发。该病例提示 ALA - PDT 能够有效帮助那些病程较长、绝经、对传统治疗手段无效的 VLS 患者,同时 ALA - PDT 可以显著改善患者病灶处的皮肤色泽和弹性。此外,在治疗过程中采用降低照光功率密度与两步照光法,能够有效管理治疗过程中出现的疼痛。

(三) 案例 3

1. 基本情况

患者,女,52 岁,外阴瘙痒近 20 年,加重 2 年。患者绝经 3 年,反复外阴瘙痒近 20 年,多次使用药物局部涂抹、坐浴治疗,效果不佳。患者近期因瘙痒加重,摩擦搔抓引起黏膜破溃,合并疼痛,自行高锰酸钾粉坐浴,效果欠佳。查体:外阴弥漫性白色斑块,大、小阴唇萎缩,弹性下降,散在表浅溃疡(图4-36)。活检病理:外阴鳞状上皮表皮萎缩,表面角化过度,上皮下间质均质化玻璃样变,见散在炎症细胞浸润。

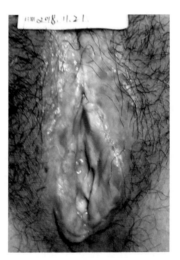

图4-36　ALA-PDT治疗前外阴表现

外阴弥漫性白色斑块,大小阴唇萎缩,弹性下降,散在表浅溃疡

2. 疾病诊断

外阴硬化性苔藓。

3. 治疗方案

光动力治疗,20%ALA溶液敷于外阴病灶表面及其周边0.5~1.0 cm,封包时间4 h,红光(波长

630~635 nm)照射,功率密度 80 mW/cm²,照光时间 20 min。每 7~14 天治疗 1 次,共治疗 6 次。

ALA - PDT 治疗后 34 个月随诊时意外发现阴蒂部湿疣,予以 ALA - PDT 治疗 1 个疗程,共治疗 3 次。

4. 疾病转归

末次 ALA - PDT 治疗后 3 个月随访,皮肤弹性及皮肤颜色恢复正常(图 4 - 37)。定期复查,无瘙痒(图 4 - 38)。治疗后 34 个月复查时,意外发现阴蒂部湿疣(图 4 - 39),反映患者有正常性生活。再次予以 ALA - PDT 治疗后治愈,截至最后一次复查,已随访 3 年余,未见疾病复发(图 4 - 40)。

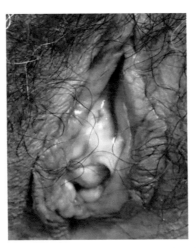

图 4 - 37　ALA - PDT 治疗后 3 个月外阴表现

皮肤弹性及皮肤颜色恢复正常

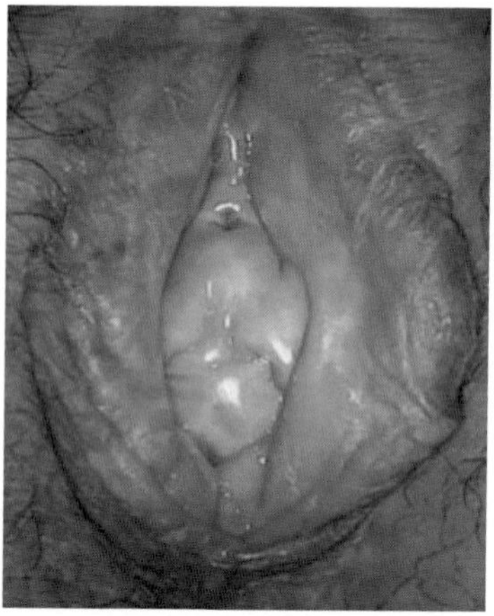

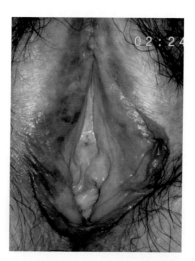

图 4-38　ALA-PDT 治疗后 12 个月外阴表现

皮肤弹性及皮肤颜色正常

图 4-39　ALA-PDT 治疗后 34 个月外阴表现

大、小阴唇皮肤弹性及颜色正常，阴蒂表
面见米粒大小的细小乳头样增生物

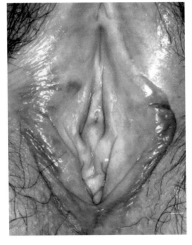

图 4 - 40　ALA - PDT 治疗后 44 个月外阴表现

大、小阴唇皮肤弹性可,颜色正常,阴蒂表
面黏膜恢复正常

5. 病例特点及疗效评价

该患者系绝经后女性,反复外阴瘙痒近 20 年,加重 2 年。患者曾辗转多家医院,给予药物局部涂抹、坐浴治疗,效果均不佳,严重影响生活及工作,渴望得到有效的治疗,缓解瘙痒症状。结合典型的临床症状、体格检查及病理结果,VLS 诊断明确。患者瘙痒症状明显,体征表现严重,而且严重影响工作及生活,既往治疗效果欠佳,治疗意愿强烈,充分沟通后选择 ALA - PDT 治疗。

该患者治疗方案为单纯光动力治疗 2 个疗程,共 6 次。治疗期间,照光时外阴有烧灼感疼痛,大、小阴唇肿胀,持续 2～3 天后缓解。治疗结束后无瘙痒,皮肤弹性及皮肤颜色恢复正常,病变范围溃疡面完全愈合,生活质量明显改善,恢复正常生活与工作。治疗后 34 个月复查时,意外发现阴蒂部湿疣,反映患者有正常性生活,同时再次予以 ALA - PDT 治疗 1 个疗程后治愈,皮肤弹性及皮肤颜色恢复正常,截至最后一次复查,已随访 3 年余,未见疾病复发。提示对于病程长且药物治疗无效的 VLS 患者,ALA - PDT 不仅疗效显著,而且无创,可进行重复治疗,不会损害外阴解剖组织结构和功能。

第五节
尖锐湿疣

一、概述

(一) 定义

尖锐湿疣,也称肛门生殖器疣,是由 HPV 感染引起的以皮肤黏膜疣状增生性病变为主的性传播疾病。多发生于生殖器肛门或肛周部位的皮肤、黏膜,也可累及腹股沟或会阴等区域。

HPV 感染是尖锐湿疣的主要病因,90%～95% 的尖锐湿疣是由 HPV6 和 HPV11 感染导致的。在性活跃成人的一生中,约有 75% 的人感染过 HPV，我国 2008—2016 年国家性病监测点报告尖锐湿疣在女性中的发病率为（23.30～29.99）/10 万。

尖锐湿疣不仅发病率高，治疗后复发率也很高，其治疗后复发率可达 30%～70%。存在 HPV 亚临床病灶和潜伏感染是尖锐湿疣治疗后复发的主要因素。肉眼可见的疣体消退后 HPV 感染可能仍持续存在，机械刺激损伤、免疫抑制、炎症及其他细胞外因素均会影响潜伏感染细胞中的病毒拷贝数，导致疣体复发。因此对于既往曾患有尖锐湿疣的患者，仍须强调定期复查以及自查有无生殖器可疑赘生物的重要性。

（二）临床表现与诊断

一般无自觉症状，少数患者可有阴道分泌物增多、瘙痒、异物感、压迫感或灼痛感，可因皮损脆性增加、摩擦而发生破溃、浸渍、糜烂、出血或继发感染，出现特殊气味。一般潜伏期为 3 周～8 个月，平均 3 个月。以 20～29 岁年轻妇女多见。患者多因外阴赘生物就诊。病变多见于性交时容易受损伤的部位，如舟状窝附近、大小阴唇、肛门周围、阴道前庭、尿道口，也可累及阴道和宫颈。

皮损初期表现为局部细小丘疹，针头至粟粒大小，逐渐增大或增多，向周围扩散、蔓延，渐发展为乳头状、鸡冠状、菜花状或团块状赘生物。损害可单发或多发。色泽可从粉红至深红(非角化性皮损)、灰白(严重角化性皮损)乃至棕黑(色素沉着性皮损)。少数患者因免疫功能低下或妊娠而发展成大的疣体,可累及整个外阴、肛周以及腹股沟,称巨大尖锐湿疣。

典型皮损常表现为柔软、粉红色、菜花状或乳头状赘生物,大小不等,表面呈花椰菜样凹凸不平(图4-41)。

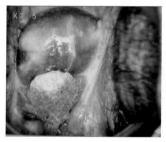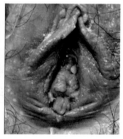

图4-41 典型尖锐湿疣的阴道镜照片

根据病史(性接触史、配偶感染史或间接接触史等)和典型临床表现可以诊断本病,也可通过醋酸白试验、阴道镜、HPV核酸检测及活检明确诊断。

(三)治疗

治疗原则为尽早去除疣体,尽可能消除疣体周围亚临床病灶和潜伏感染,减少或预防复发。

1. 光动力治疗

光动力治疗尖锐湿疣的敷药及照光面积大,可清除亚临床病灶和 HPV 潜伏感染,治愈率高、复发率低,而且创伤小,治疗后无瘢痕形成。光动力治疗腔道内病灶具有独特优势,避免了物理治疗可能导致的腔道穿孔和狭窄。

2. 物理治疗

主要包括冷冻治疗、电外科治疗、激光治疗、微波治疗和温热治疗,巨大疣体可手术切除。由于使用激光(特别是 CO_2 激光)或相关的电外科方式治疗产生的烟雾中含有传染性 HPV 微粒并可在一定时间内悬浮,需要加强防护。

3. 药物治疗

主要包括 0.5% 鬼臼毒素软膏、5% 咪喹莫特乳膏、茶多酚软膏、80%～90% 的三氯醋酸溶液、皮损内干扰素注射、5-氟尿嘧啶、中药等。

二、ALA-PDT 在尖锐湿疣的临床应用

自 ALA-PDT 上市以来,大量临床研究证实 ALA-PDT 治疗尖锐湿疣安全有效。国内 III 期临床研究结果显示,3 次 ALA-PDT 治疗后尖锐湿疣清除率可达 98.42%,与 CO_2 激光组相当。ALA-PDT 组的复发率仅为 10.77%,是 CO_2 激光组的 1/3(33.33%)。在不良反应方面,ALA-PDT 组的不良反应发生率为 7.67%,而 CO_2 激光组为 53.57%($P<0.0001$),ALA-PDT 组主要为

轻微糜烂，CO_2 激光组主要为溃疡、疼痛。研究证实，与传统物理治疗方法相比，ALA-PDT 治疗尖锐湿疣疗效显著、复发率低且安全性好。国内 IV 期临床研究进一步扩大了研究样本量，结果发现 3 次 ALA-PDT 治疗后疣体清除率可达 95.3%，随访 24 周(半年)后总体复发率仅为 16.2%。一项荟萃分析纳入了 20 项随机对照研究，结果表明与不含 ALA-PDT 的治疗方案相比，含 ALA-PDT 的治疗方案(包括单纯 ALA-PDT 和其他方法联合 ALA-PDT)能显著降低尖锐湿疣的复发率，研究进一步证实了 ALA-PDT 治疗尖锐湿疣具有复发率低的优势。

PDT 已被纳入多部尖锐湿疣治疗指南。我国《氨基酮戊酸光动力疗法皮肤科临床应用指南(2021 版)》推荐 ALA-PDT 用于尖锐湿疣的治疗，推荐等级为 A 级，循证医学证据为 I 级。另外，该指南还提出，ALA-PDT 可作为腔道内尖锐湿疣的一线治疗方法。腔道内尖锐湿疣包括尿道、宫颈、阴道、肛管尖锐湿疣。《中国尖锐湿疣临床诊疗指南(2021 完整版)》同样推荐 PDT 用于腔道内尖锐湿疣的治疗，如肛管内、尿道口、尿道内、宫颈管内尖锐湿疣(强烈推荐，证据等级 A)。对于腔道外尖锐湿疣，该指南也推荐 PDT 治疗(有条件推荐，证据等级 A)。

在治疗尖锐湿疣时,ALA-PDT 的敷药和照光区域相对较大,能够实现"面清除"的效果,有助于清除亚临床病灶和 HPV 潜伏感染,治愈率高、复发率低。ALA-PDT 靶向尖锐湿疣病灶,对周围正常组织损伤小,可治疗传统方法不易达到的腔道深部病灶,避免了传统物理疗法及手术可能导致的腔道穿孔、瘢痕和狭窄等。同时,光动力治疗期间的不良反应轻微且可逆,主要为红斑、水肿、瘙痒、烧灼感、疼痛和阴道分泌物增多等,一般不需特殊处理。

三、ALA-PDT 治疗方案

ALA-PDT 治疗方案如表 4-6 所示。

表 4-6　ALA-PDT 治疗方案

预处理	宫颈/阴道	清除宫颈表面及阴道黏液即可
	外阴	如处于特殊部位(如小阴唇内侧)、地毯状分布、表面呈粉红色或多发较小疣体,可直接 ALA-PDT 治疗
		如为非特殊部位、非多发、直径>0.5 cm 或角化增厚的疣体,可清洁病灶后用 CO_2 激光等物理方法快速清除肉眼可见的疣体,再进行 ALA-PDT 治疗
配制 ALA	剂型	凝胶/溶液
	浓度	20%

敷药	范围	覆盖病灶表面及其周边 0.5～1.0 cm
	时间	(3.5±0.5)h
照光参数	光源	红光,波长 630～635 nm
	功率密度	40～120 mW/cm²
	能量密度	60～150 J/cm²

ALA-PDT 疗程如下：

（1）宫颈、阴道、外阴尖锐湿疣：推荐 1～2 个疗程（治疗 3 次为 1 个疗程），每 7～14 天治疗 1 次。

（2）复发和顽固性病例：推荐 2～3 个疗程（治疗 3 次为 1 个疗程），每 7～14 天治疗 1 次。

（3）建议在治疗后的最初 3 个月，至少每 2 周随诊 1 次。3 个月后，可根据患者的具体情况，适当延长随访间隔，直至末次治疗后 6～9 个月。

四、治疗案例

（一）案例1

1. 基本情况

患者，女，30 岁，发现 HPV 感染半年余。患者平素月经规律，月经周期：7/28，量中，无痛经。生育史：0-0-0-0。HPV52、6、11 阳性，TCT ASC-US。阴道镜图像：鳞柱交界完全可见，宫颈 12 点处见疣状赘生物，有醋白上皮，宫颈 3 点、8 点处见醋白,碘不染色(图4-42)。阴道镜下印象:宫颈尖锐湿疣,宫颈 LSIL 可疑。活检病理:宫颈 3、12 点处 LSIL,12 点处尖锐湿疣,宫颈 8 点处黏膜慢性炎伴鳞化及不典型鳞化,局部湿疣变。

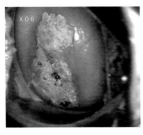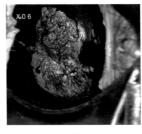

A   B

图4-42　ALA-PDT治疗前阴道镜图像

A.宫颈1型转化区,宫颈12点处见疣状赘生物,醋酸试验可见醋白上皮;B.碘试验,宫颈12点醋白区域碘不着色,3点、8点处碘不着色

2. 疾病诊断

宫颈 LSIL,宫颈尖锐湿疣,HPV 感染。

3. 治疗方案

光动力治疗,354 mg ALA,20% ALA 溶液敷于宫颈表面,封包时间 4 h,红光(波长 630 ～ 635 nm)照射,功率密度 80 mW/cm^2,照光时间 30 min。每周治疗 1 次,共治疗 3 次。

4. 疾病转归

末次治疗后 3 个月复查阴道镜,阴道镜宫颈活检及颈管搔刮均提示黏膜慢性炎,同期复查 HPV 阴性,TCT 阴性(图 4-43)。治疗结束后 6 个月、12 个月随访 HPV 及 TCT,均提示 HPV 阴性,TCT 阴性,宫颈外观结构无改变。

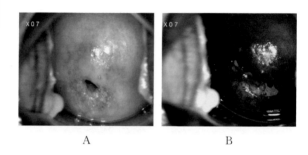

A   B

图 4-43   ALA-PDT 治疗后 3 个月阴道镜图像

A. 宫颈 2 型转化区,12 点处疣状赘生物消失,醋酸试验可见薄醋白上皮;B. 碘试验,8 点、12 点处碘着色,3 点处仍旧碘不着色

5. 病例特点及疗效评价

该患者年轻未生育,检查发现 HPV 感染,后复查 HPV 感染持续,为 HPV52、6、11 阳性,TCT ASC-US,进一步阴道镜检查发现宫颈疣状赘生物,且有醋白和碘不染色区域。临床诊断宫颈尖锐湿疣,宫颈 LSIL 可疑,宫颈活检病理诊断为宫颈 LSIL,宫颈尖锐湿疣。患者本人对疾病进展速度有顾虑,但要求选择一种对未来生育影响小的治疗方法,充分沟通 PDT 和其他治疗方案的利弊后,患者选择了 PDT。

该患者治疗方案为单纯 ALA‐PDT 治疗 1 个疗程,共治疗 3 次。治疗期间,患者诉阴道分泌物增多,偶有皮屑样组织物落出,无阴道瘙痒、异味等不适,未予处理,每次 ALA‐PDT 治疗后 4～5 天能自行缓解。ALA‐PDT 治疗后 1 个月复查阴道镜,阴道镜下已无宫颈赘生物,因仍有少量醋白和碘不染色区域,诊断为宫颈 LSIL,患者继续随访。ALA‐PDT 治疗后 3 个月再次复查阴道镜,阴道镜宫颈活检及颈管搔刮均提示黏膜慢性炎,同期复查 HPV 阴性,TCT 阴性。患者 ALA‐PDT 治疗结束后 6 个月、12 个月随访 HPV 及 TCT,均提示 HPV 阴性,TCT 阴性。患者经 1 个疗程光动力治疗后病变治愈,HPV 转阴,治疗期间无严重不良反应,无疼痛等不适,宫颈外观结构无改变,提示 ALA‐PDT 治疗对宫颈 LSIL、宫颈尖锐湿疣患者是一种安全、有效的治疗方式。

(二) 案例 2

1. 基本情况

患者,女,28 岁,发现外阴赘生物 2 周。患者平素月经规律,6/30,量中,无痛经。生育史:0‐0‐0‐0。2 周前患者发现外阴赘生物,有增多趋势。查 HPV11、66 阳性,TCT LSIL。阴道镜图像:小阴唇内侧和尿道口周围数枚疣状赘生物,直径 2～5 mm;宫颈 2 型转化区,宫颈 6 点处见薄醋白、碘不着色(图4-44)。阴道镜下印象:外阴尖锐湿疣,宫颈 LSIL 可疑。活检病理:宫颈 6 点处黏膜慢性炎。宫颈管搔刮:黏膜慢性炎。

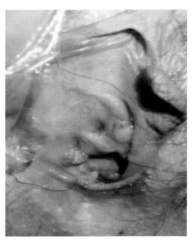

图4-44　ALA-PDT 治疗前外阴表现

小阴唇内侧和尿道口周围数枚疣状赘生物,直径 2~5 mm

2. 疾病诊断

外阴尖锐湿疣,HPV 感染。

3. 治疗方案

光动力治疗,472 mg ALA,20% ALA 溶液敷于外阴病灶表面及其周边 0.5~1.0 cm,封包时间 4 h,红光(波长 630~635 nm)照射。功率密度 40 mW/cm²,照射 5 min 后,调整至 60 mW/cm² 照

光 35 min。每 10～14 天治疗 1 次,共治疗 3 次。

4. 疾病转归

末次光动力治疗后 3 个月复查,HPV11 转阴,HPV66 阳性,TCT 阴性。外阴无赘生物,无红肿破溃(图 4-45);阴道、宫颈无赘生物。治疗后 6 个月、12 个月各随访 1 次,外阴均无新发赘生物,TCT 阴性,HPV11 阴性,HPV66 持续阳性。

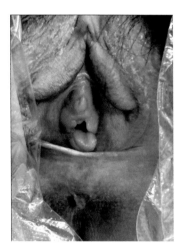

图 4-45　ALA-PDT 治疗后 3 个月外阴表现

外阴皮肤黏膜完整,解剖结构未改变,
组织弹性如常,无新发赘生物

5. 病例特点及疗效评价

该患者年轻未生育,发现外阴有赘生物,检查发现 HPV11 阳性,HPV66 阳性,TCT LSIL。妇科检查示外阴有多枚疣状赘生物,但疣状赘生物团块均小于 10 mm,阴道镜检查示宫颈、阴道内无疣状赘生物,有薄醋白和碘不染色区域,宫颈活检病理诊断为黏膜慢性炎。患者本人要求选择一种能针对潜在病灶且不形成外阴瘢痕的治疗方法,充分沟通 ALA - PDT 和其他治疗方案的利弊后,患者选择了 ALA - PDT。

该患者治疗方案为单纯光动力治疗 1 个疗程,共 3 次。照光前 1 h,口服复方对乙酰氨基酚片 1 片,照光前 30 min,外阴局部外敷丁卡因凝胶,照光开始时功率密度为 40 mW/cm^2,5 min 后调整至 60 mW/cm^2 照光 35 min(因在 80 mW/cm^2 时患者主诉外阴疼痛、难以忍受,故下调功率密度至 60 mW/cm^2,但需延长照光时间)。照光时患者需彻底暴露疣体部位,外阴使用冷风、冷敷减痛,减轻水肿。照光结束后,再次给予患者外阴冷风、冷敷和外用丁卡因凝胶减轻疼痛及水肿,约 30 min 后,患者疼痛缓解,结束一次治疗。患者照光后 5~7 天内外阴仍有少许红肿,分泌物增多,7~10 天后自愈并继续治疗。由于需要避开经期,故治疗间隔定为 10~14 天。

ALA - PDT 治疗 1 次后,外阴疣体部分脱落;3 次 ALA - PDT 治疗后 1 个月复查,外阴疣体已全部脱落,且外阴皮肤黏膜完整,解剖结构未改变,组织弹性如常;完成 ALA - PDT 治疗后 3 个月,外阴无新发赘生物,宫颈和阴道内也无赘生物,同期复查 TCT 阴性,HPV11 由治疗前的阳性转为阴性。光动力治疗结束后患者无不良性接触,治疗后 6 个月、12 个月各随访 1 次,外阴均无新发赘生物,TCT 和 HPV11 均为阴性,HPV66 持续阳性。患者经 1 个疗程 ALA - PDT 治疗后外阴尖锐湿疣病变治愈,HPV11 转阴,治疗期间有外阴疼痛、水肿等不适,但经相应的减痛、减轻水肿等措施,患者一般能耐受。ALA - PDT 治疗后,外阴解剖结构无改变,未复发,提示光动力治疗对外阴尖锐湿疣患者来说是一种安全、有效的治疗方式。

(三) 案例 3

1. 基本情况

患者,女,24 岁,发现外阴赘生物 2 周,渐增多。患者平素月经规律,量中,无痛经。生育史:0 - 0 - 0 - 0。患者近 2 周沐浴时发现外阴赘生物,逐渐增多、增大,分泌物色黄。HPV6 阳性,TCT LSIL。阴道镜图像:宫颈和阴道无赘生物,外阴多发赘生物(图 4 - 46)。阴道镜下印象:外阴湿疣。活检病理:尖锐湿疣。

2. 疾病诊断

外阴尖锐湿疣,HPV 感染。

3. 治疗方案

对症治疗阴道炎的同时,予以 354 mg ALA 治疗外阴尖锐湿疣。患者外阴赘生物多,且为多灶点,需先进行预处理,局部外敷丁卡因凝胶,30 min后进行局部病灶刮除术。局部按压止血后,外敷20%ALA溶液棉片,覆盖病灶及周围 1 cm,封包时间 4 h,红光(波长 630～635 nm)照射,功率密度80 mW/cm²,照光时间 25 min。每 7～14 天治疗1 次,一共治疗 3 次。

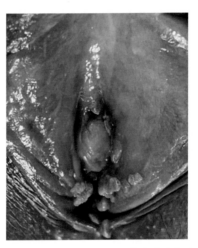

图 4 - 46   ALA - PDT 治疗前外阴表现

会阴后连合大量簇状疣体、小阴唇内侧和尿道口周围数枚疣状赘生物,直径 2～8 mm

4. 疾病转归

末次治疗 3 个月后复查外阴无赘生物,外阴皮肤弹性、色泽正常,无瘢痕形成(图 4 - 47);复查

TCT 阴性,HPV 阴性。末次治疗后 6 个月复查外阴无新发赘生物,TCT NILM,HPV 阴性。

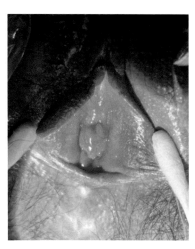

图 4-47　ALA-PDT 治疗 3 个月后外阴表现

外阴皮肤弹性、色泽正常,无瘢痕形成,无新发赘生物

5. 病例特点及疗效评价

患者年轻未婚育,发现外阴赘生物,渐增大、增多,医院检查结果为 HPV6 阳性,TCT LSIL,妇科检查发现外阴有多发疣状赘生物,疣状赘生物团块均小于 10 mm,阴道镜检查示宫颈、阴道内无赘生物。患者年轻,要求选择一种能控制赘生物生长,且维持外阴形态,无瘢痕形成的治疗方法,充分沟通 PDT 和外阴激光手术的利弊后,患者选择了 PDT。

该患者病灶部位多,会阴后连合的单个病灶虽然小于 10 mm,但呈簇状密布。为了保证光动力的治疗效果,第 1 次光动力治疗时,在局部外敷丁卡因凝胶 30 min 后予以会阴后连合和小阴唇内侧病灶刮除术。术后压迫止血并外敷 20% ALA 4 h,4 h 后继续外敷丁卡因凝胶 30 min,然后彻底暴露疣体部位,予以红光(波长 630～635 nm)照射,功率密度 80 mW/cm²,照光时间 25 min。照光结束后,给予患者外阴冰水外敷和外用丁卡因凝胶减轻疼痛和水肿。第 1 次治疗结束后第 1 天,患者解尿时尿道口有刺激感,嘱多饮水休息后第 2 天明显缓解;照光后第 2～4 天,外阴有少量血丝和渗出,外阴照光部位黏膜浅表皮损,略有疼痛;第 5～7 天仍有渗出,但无血丝,外阴疼痛减轻,黏膜皮损减轻;第 7～10 天无疼痛、血丝,黏膜皮损自愈,第 1 次光动力治疗后的第 10 天进行第 2 次光动力治疗。

第 2 次光动力治疗前,检查外阴病灶,大部分外阴疣体脱落,仅在双侧小阴唇内侧和会阴后连合皱褶处见散在疣状细小病灶。利用"双光纤＋光斑"方式调整照光部位,一根光纤置入一侧小阴唇内侧皱褶和会阴后连合皱褶处,另一根光纤置入另一侧小阴唇内侧皱褶,同时光斑照射整个外阴病灶区域。第 2 次光动力治疗后患者不适反应减轻。因期间有月经来潮,第 3 次治疗在第 2 次治疗后第

14 天进行。第 3 次治疗前，外阴皮肤黏膜完整，无赘生物，无疣体，作为巩固，进行了第 3 次外阴 ALA - PDT 治疗。

完成光动力治疗后 1 个月复查，外阴疣体无复发，外阴皮肤黏膜完整，组织色泽、弹性如常，无粘连，无瘢痕形成；完成 ALA - PDT 治疗后 3 个月、6 个月，外阴、宫颈和阴道内均无赘生物，同期复查 TCT 阴性，HPV6 由治疗前的阳性转为阴性。随访期间患者无新的性接触，患者对治疗结果表示非常满意。

患者经一个疗程的 ALA - PDT 治疗后外阴尖锐湿疣病变治愈，治疗期间有一过性的解尿不适、外阴皮损、疼痛、渗出和少量出血等不适，但患者一般能耐受。ALA - PDT 治疗后，外阴结构、弹性、色泽无改变，随访半年无复发，提示光动力治疗对外阴尖锐湿疣患者是一种安全、有效的治疗方式。

第五章 临床问题解答

第一节
光动力疗法

一、光动力疗法(PDT)的基本原理是什么?

答:PDT 是一种药械联用技术,包括给药和照光两个步骤。使用 PDT 有三大关键要素,即光敏剂、光和氧。给予外源性光敏剂后,肿瘤细胞或增生旺盛的细胞可优先选择性吸收光敏剂,经过一系列酶促反应在线粒体内生成光敏性物质 PpIX。在特定波长的激发光源照射下,PpIX 被激活,吸收光能转化给周边氧分子,生成单态氧、氧自由基等活性氧物质,通过氧化损伤作用破坏靶组织细胞器的结构和功能,以达到治疗目的。

二、在妇科临床工作中，ALA - PDT 的适应证有哪些?

答:ALA - PDT 是新兴的女性下生殖道疾病治疗方法,具有安全、有效、无创等优点。目前在妇科主要用于治疗宫颈 LSIL、部分宫颈 HSIL(CIN2,且阴道镜检查宫颈鳞柱交界完全可见和病变上缘可见)、阴道 SIL、外阴 SIL、VLS 和尖锐湿疣等。

三、宫颈切除手术与 PDT 有什么区别?

答:宫颈切除手术,如冷刀锥切术和宫颈 LEEP,虽可切除宫颈病变区域并进行组织病理学诊断,但可能存在增加产科并发症的风险。相对而言,PDT 通过光化学反应,对增生活跃的病变细胞进行选择性破坏,从而实现治疗效果。这一治疗方式具有多项优势,包括无创或微创、高度选择性、不良反应少以及可重复治疗。因此,PDT 尤其适合年轻、有保留生育功能要求的女性患者。

四、光敏剂 ALA 的敷药时间是如何确定的?

答:根据既往对宫颈 SIL 患者局部给予 ALA 后进行荧光定量的药代动力学研究,给予 ALA 后150~450 min,在鳞状上皮中发现较强的卟啉荧光;对于 CIN3 病变,ALA 引起的卟啉荧光最佳选择性出现时间在局部给药后 150～250 min，提示局部外用 ALA 最佳给药时间为 3～4 h。

五、光动力治疗后，若局部出现红肿、充血等不良反应，是否需要处理？

答：光动力治疗后 1～2 天内，局部多会出现红肿、充血等炎症反应（图 5 - 1），部分患者出现局部少量出血（图 5 - 2）。通常以上症状持续 1～3 天后自行缓解，无需特殊处理。症状严重者需及时就诊。

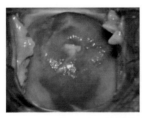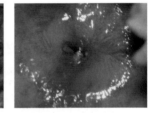

图 5 - 1　光动力治疗后局部炎症反应

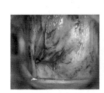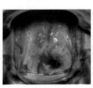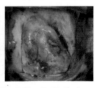

图 5 - 2　光动力治疗后宫颈上皮部分脱落、少许出血

六、光动力治疗后常见阴道分泌物增多是否需要处理？

答：光动力治疗后病变细胞凋亡、坏死及治

引起的炎症反应,会使阴道分泌物增多(图5-3)。通常在治疗后3~7天自行缓解。可常规清洗外阴,保持治疗部位的清洁。如阴道分泌物伴有疼痛或瘙痒等需就医。

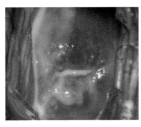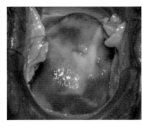

图5-3　光动力治疗后分泌物增多

七、光动力治疗后多长时间可以备孕?

答:一项局部外用ALA的药代动力学研究显示,在给药后12 h内,尿液中ALA排泄量很低,最大值仅为给药剂量的2.06%。而血浆中PpⅨ的分析结果显示,所有数据都低于检测限水平,表明ALA局部用药时,身体的其他部位没有发生严重光毒性反应的风险。该研究同时比较了患者用药前后的肝酶值,没有观察到变化,且生命体征无明显异常。同时,有研究指出外用ALA无论使用何种溶剂,24 h内卟啉水平都会恢复到正常值。由于目前ALA-PDT在女性下生殖道的应用均为局部给药,因此外用ALA本身对备孕影响不大,主要是根据宫颈病变的恢复情况决定备孕时间。

八、光动力荧光诊断是否适用于妇科疾病?

答:ALA 在肿瘤组织及增生旺盛的组织内选择性富集,产生光敏物质 PpⅨ。在特定波长的光源照射下,该组织内的 PpⅨ 被激发出肉眼可见的砖红色荧光。利用这一原理,可无损伤、实时监测组织内光敏剂含量的变化情况,用于特定疾病的临床检测,被称为光动力荧光诊断(photodynamic diagnosis,PDD)。在国内外研究中,PDD 可以用于宫颈、阴道及外阴 SIL 的辅助检测,也可用于宫颈、子宫内膜、卵巢等妇科恶性肿瘤的协助定位;而对于尖锐湿疣等发生于皮肤、黏膜表面的病变,PDD 在其临床诊断中同样发挥作用。

第二节
宫颈鳞状上皮内病变

一、当宫颈表面有出血时,可否进行光动力治疗?

答:宫颈表面的轻微渗血不影响光动力治疗,可使用棉球压迫止血后敷药。若为宫颈活动性出血,则需待血止后再行治疗。

二、对于宫颈 LSIL 合并宫颈管粘连的患者（既往有激光治疗史），宫颈管扩张后，是否可立即行光动力治疗？

答：宫颈管粘连扩张后若局部轻度渗血，可压迫止血后进行光动力治疗；若局部渗血较多，则建议待创面修复，光动力治疗条件充分后进行治疗。

三、宫颈敷药时药棉总是位移、脱出宫颈管，该如何处理？

答：充分清理黏液后，将浸有药液的棉条置入宫颈管内，之后在宫颈表面覆盖棉片，再以纱布卷、棉球、避孕套等制作的填充物填塞阴道，起到固定作用，避免药棉移位、脱落。

四、如何处理光动力治疗后患者出现的下腹不适？

答：光动力治疗后，部分患者可能出现类似痛经的下腹不适或胀痛感，一般在 3～7 天内自行缓解，无需特殊处理。如果疼痛感明显，可口服止痛药，并在下次治疗时降低输出功率，延长照光时间，或者适当延长治疗间隔。同时注意避免光纤插入宫颈管过深以及窥器过度撑开。

五、如何处理光动力治疗后出现的尿路刺激症状?

答:鼓励患者多饮水,多排尿。必要时行尿常规、阴道分泌物检查,如有感染,给予相应治疗。

六、治疗期间出现月经改变,是否与光动力治疗有关?

答:理论上光动力治疗不影响月经,但妇科医生需与患者充分沟通。排除妊娠可能后,必要时辅以相应的检查,如B超、抗米勒管激素、性激素六项等,判断月经异常原因。如患者存在压力过大、精神紧张等问题,需做好心理疏导。

七、如何处理绝经后患者光动力治疗后局部出血的问题?

答:绝经后患者雌激素水平较低,宫颈上皮菲薄、缺乏弹性,易出现光动力治疗后局部炎症反应较重、愈合较慢的情况。可适当延长治疗间隔时间,通常不超过14天。治疗间期可适当局部使用雌激素促进修复。

八、光动力治疗宫颈病变如何复查?

答:推荐在治疗后3个月、6个月、12个月进行复查(视患者情况,可在术后 1 个月增加阴道镜检查,评估恢复情况)。可在治疗后 3、6 个月进行 TCT、HPV 检测及阴道镜检查(活检视具体情况决定),治疗后 12 个月进行 TCT、HPV 检测,整体复查项目需根据患者实际情况个体化调整。若光动力治疗后 6、12 个月 TCT、HPV 检测持续双阴,根据疾病诊疗指南定期复查。

第三节
阴道鳞状上皮内病变

一、光动力治疗阴道壁病变时如何确定 ALA 剂量? 如何进行敷药?

答:可以借助阴道镜下的醋白变化以及碘染色情况找到病变部位,取适当大小的棉片放在病变位置进行对比评估,然后拿出棉片,使用定量标尺对棉片进行测量,根据棉片外扩 1 cm 的范围确定用药剂量。敷药时,将浸润药液的棉片覆盖于阴道壁患处,放置填充物时使用棉签压住药棉防止移位,完成填塞后撤出窥器。

二、阴道穹隆病灶如何保证敷药及照光充分?

答:可利用长棉签或者卵圆钳辅助暴露阴道穹隆部位,深部狭窄处病灶的照光采用光纤分段、分部位照光。如有多台照光设备,可以合理有效地进行多点多角度照光。

三、阴道侧壁病灶如何照光?

答:阴道侧壁病灶推荐采用半导体激光治疗仪、LED 治疗仪(光斑型)和 LED 治疗仪(柱状型)多种光源配合照光,确保光源垂直照射病灶部位。当"光斑型"光源因角度问题不能垂直照射时,可采用"柱状型"光源分步多次照光。

四、如何处理光动力治疗时阴道壁水肿的情况?

答:治疗后阴道壁水肿的情况较为少见。一旦出现,应首先排除药物过敏可能。如症状较轻,可以采用两步照光法,照光结束后局部冷敷。如阴道壁水肿明显,则暂停照光,并用纱布蘸满注射用水冷敷水肿部位。下次治疗应适当降低照光能量,仔细观察阴道壁情况,个体化治疗。

第四节
外阴疾病

一、VLS 患者进行光动力治疗前是否需要预处理?

答:对于病变部位无明显硬结、无皮肤增厚者,可直接使用 ALA - PDT。对于局部皮肤存在角化增厚的患者,建议使用激光或其他预处理方法去除过度增生的表层皮损,以提高 ALA 的渗透性。

二、如何处理外阴疾病照光期间的疼痛问题?

答:疼痛是光动力治疗外阴病变中最为常见的不良反应。若患者在治疗中出现明显疼痛感,首先应心理疏导,减轻患者疼痛与焦虑,并尝试局部冷风、冷喷。可采用降低照光功率、延长照光时间或两步照光法减轻疼痛,保证总照光剂量不变即可。若上述措施无效,可考虑局部使用利多卡因喷雾剂,在照光前数分钟喷于外阴病变处,或在照光前 45 min 口服止痛药。如患者仍感觉疼痛明显,可暂停治疗并安抚患者,待疼痛缓解后重新开始照光。疼痛严重者可考虑局部浸润麻醉。另外,极少数患者采用上述镇痛方法都效果不佳,但又必须采用 ALA - PDT 治疗,可考虑全身静脉麻醉镇痛。

三、外阴 SIL 病灶位于后连合近隐窝处,在光动力治疗之前病变长时间不愈合,经过光动力治疗后,病变仍长期未能愈合。针对上述组织不愈合的情况,如何处理?

答:皮损不愈合时,需排除患者是否合并糖尿病、免疫系统疾病等其他疾病。皮损长时间不愈合常见于会阴后连合部位,可局部消毒创面、使用抗菌洗液或重组牛碱性成纤维细胞生长因子促进愈合。

第五节
尖锐湿疣

一、对于宫颈尖锐湿疣,人工流产后多久可以进行光动力治疗? 有哪些注意事项?

答:人工流产后需完成相关常规复查,包括 B 超、血清人绒毛膜促性腺激素等。妊娠终止后一般推荐无阴道流血,无宫腔残留,有过正常月经来潮后进行光动力治疗。

二、光动力治疗外阴尖锐湿疣,在照光后出现糜烂、红肿,如何处理?

答:照光结束后,可短时间多次使用冰袋或会阴冷敷垫降温消肿,也可用小剂量地塞米松口服,涂抹消炎类软膏,并宽松着装,局部保持清洁干燥。

三、光动力治疗尖锐湿疣有何优势?

答:ALA - PDT 治疗尖锐湿疣的优势在于敷药及照光面积大,可达到"面清除"效果,可清除亚临床病灶和 HPV 潜伏感染细胞,治愈率高、复发率低,而且创伤小,治疗后无瘢痕形成。ALA - PDT 治疗腔道内尖锐湿疣具有独特优势,可治疗传统方法不易达到的腔道深部病灶,避免了传统物理疗法及手术可能导致的腔道穿孔和狭窄。

第六节
其他疾病

一、单纯高危型 HPV 感染患者,宫颈未见临床显性病灶且 TCT 检查未见异常,是否建议行光动力治疗?

答:一项回顾性研究分析了 57 例宫颈高危型 HPV 持续感染患者接受光动力治疗,治疗 6 个月后 68.1% 的患者转阴,其中 HPV18、39、51、66、68 阳性的患者转阴率为 100%,HPV16 转阴率为 88%。单纯高危型 HPV 感染是否作为光动力治疗指征仍然存在一定的争议。若患者为持续高危型 HPV 感染且治疗意愿强烈,在医生治疗经验丰富的情况下可在充分知情同意后予以光动力治疗。

二、PDT 是否可以治疗宫颈环形电切术/冷刀锥切术后切缘阳性或复发的患者?

答:《氨基酮戊酸光动力疗法在女性下生殖道疾病的临床应用专家共识》中指出,ALA - PDT 对宫颈环形电切术/冷刀锥切术后切缘阳性或复发患者可能有一定的治疗效果。但医生需要严格把握适应证,建议选择性地用于病灶局限、病灶边缘可见的患者,也可用于锥切术后 HPV 持续感染及仅存在 LSIL 的患者。

三、PDT 是否能治疗乳房外佩吉特病?

答:根据疾病指南,PDT 用于乳房外佩吉特病的推荐等级为 C~D/Ⅱ~Ⅲ,患有不可切除且局限于表皮内的乳房外佩吉特病患者或没有手术条件的患者可以接受包括 PDT 在内的其他非手术治疗。对于这类患者,建议全面评估及充分知情同意后进行综合管理。

附录1 氨基酮戊酸光动力疗法在女性下生殖道疾病的临床应用专家共识*

邱丽华 李静然 陈飞 黄正 隋龙
魏丽惠 狄文

随着女性下生殖道疾病发病年龄的年轻化,人们对在疾病治疗中保留正常的器官结构、保护生育能力等需求日益增加,亟需一种有效、微创、不良反应少的治疗方法。5-氨基酮戊酸光动力疗法(5-aminolevulinic acid-based photodynamic therapy,ALA-PDT)是一种药械结合的治疗方法,通过光化学反应选择性破坏病变组织,而对正常组织损伤轻微。ALA-PDT具有创伤小、不良反应少、选择性好、可重复、迅速恢复等特点。近年来,ALA-PDT在女性下生殖道鳞状上皮内病变(squamous intraepithelial lesion,SIL)、尖锐湿疣(condyloma acuminatum,CA)及外阴硬化性苔藓(vulvar lichen sclerosus,VLS)等疾病的临床应用逐渐增多,并取得明确的效果[1]。为规范、指导临床医师合理

* 引自邱丽华,李静然,陈飞,等. 氨基酮戊酸光动力疗法在女性下生殖道疾病的临床应用专家共识[J].中国妇产科临床杂志,2022,4;446-448.

应用光动力疗法,专家组在总结国内外临床应用经验的基础上,就 ALA - PDT 治疗女性下生殖道疾病的作用机制、适应证、禁忌证、临床推荐方案等方面进行了讨论,并形成以下共识,以供临床医生参考。

一、光动力疗法原理

光动力疗法基于三要素:光敏剂、光和氧。ALA - PDT 所使用的光动力药物氨基酮戊酸(5-aminolevulinic acid, ALA)是一种亲水性小分子化合物,在血红素合成途径中作为前体物质,本身无光敏活性。当给予外源性 ALA 后,其被增生活跃的细胞选择性吸收,经过一系列酶促反应生成内源性光敏性物质原卟啉Ⅸ。由于增生活跃的细胞中胆色素原脱氨酶活性升高,原卟啉Ⅸ生成增多,亚铁螯合酶活性降低,原卟啉Ⅸ转化为血红素减少,导致其在病变细胞内大量蓄积。在特定波长的光照下原卟啉Ⅸ被激活,吸收光能并把能量传递给周围的氧分子,生成单态氧、氧自由基等活性氧物质,通过氧化损伤作用破坏靶组织细胞器的结构和功能,引起靶细胞的凋亡和坏死,达到治疗目的[2]。红光(波长 630～635 nm)可有效激发原卟啉Ⅸ,是目前 ALA - PDT 最常用的光源之一[3]。

二、临床应用及推荐治疗方案

ALA－PDT 可用于治疗宫颈、阴道和外阴鳞状上皮内病变、外阴硬化性苔藓、尖锐湿疣[1]等女性下生殖道疾病。患者的选择应符合相关疾病的治疗规范[4-7]。

1. 宫颈鳞状上皮内病变

目前的研究显示，ALA－PDT 治疗宫颈低级别上皮内病变（LSIL）/宫颈上皮内病变（CIN）1，3～6 个月的组织学缓解率为 75％～85.7％，病变残留率约 15％，6～12 个月的复发率为 0～8.9％[8-11]。与 CO_2 激光相比，ALA－PDT 可能在降低复发方面更有优势[9]。ALA－PDT 治疗宫颈高级别上皮内病变（HSIL）/CIN2，治疗后 3～12 个月的组织学缓解率达 90％以上，其中完全缓解率为 77.8％～91％，12～37 个月的复发率为 3.7％～13.9％[12-15]。此外，个案报道提示 ALA－PDT 对宫颈环形电切术/冷刀锥切术后切缘阳性或复发患者可能有一定的治疗效果[16-17]。ALA－PDT 具有对宫颈结构、功能、妊娠及分娩影响小的特点，是有生育要求或保留宫颈结构和功能愿望女性可选择的方法之一[17]。

适应证：①组织学 LSIL/CIN1；②组织学 HSIL/CIN2，且至少满足阴道镜检查宫颈鳞柱交界完全可见和病变上缘可见。禁忌证：①细胞学、组织学检查有不典型腺细胞（AGC）、原位腺癌（AIS）或怀疑有恶性病变者；②不能排除恶性病变可能者。

推荐方案：①LSIL/CIN1：推荐 ALA - PDT 治疗 1～2 个疗程（ALA - PDT 治疗 3 次为 1 疗程）；②HSIL/CIN2：推荐 ALA - PDT 治疗 2～3 个疗程，或在手术、物理治疗后联合 ALA - PDT 治疗 1～2 个疗程。

2. 阴道鳞状上皮内病变

研究显示，采用 ALA - PDT 治疗阴道 SIL/阴道上皮内瘤变（vaginal intraepithelial neoplasia，VaIN）的病灶完全缓解率约 90%，且患者治疗后阴道未见瘢痕及挛缩[18]。因阴道 SIL 经常呈多灶性分布，且多合并宫颈或外阴 SIL。ALA - PDT 可同时治疗多个病灶，创伤小、可重复性高、易于操作，是安全有效的治疗新方法。

适应证：组织学 VaIN1～3，经病理学检查排除浸润癌。

推荐方案：同 ALA - PDT 治疗宫颈 SIL 推荐方案。

3. 外阴鳞状上皮内病变

外阴 SIL/外阴上皮内瘤变（vulvar intraepithelial neoplasia，VIN）病变表现多样，累及部位不同，治

疗方法的选择取决于病变程度、范围、大小、单灶或多灶性、部位类型、年龄、性生活要求、患者意愿、随访条件和治疗技术等。研究表明，ALA-PDT 治疗外阴 SIL 的组织学完全缓解率为 52%～73%，疗效与激光、局部切除等传统治疗方式相似，但ALA-PDT 可选择性作用于病变组织，达到多病灶靶向治疗的目的，同时保留外阴解剖结构并具良好的美容效果[19-21]。

适应证：组织学 VIN1～3，经多点活检病理学检查排除浸润癌和分化型外阴上皮内瘤变(differentiated VIN，dVIN)。

推荐方案：①LSIL(VIN1)，推荐 ALA-PDT治疗 1～2 个疗程；②HSIL(VIN2、3)，推荐 ALA-PDT 治疗 2～3 个疗程，或在手术、物理治疗后联合 ALA-PDT 治疗 1～2 个疗程；③伴色素沉着或角化过度病变，可先行手术或物理治疗清除表面病灶，提高 ALA 的渗透性，再予 ALA-PDT 治疗1～2 个疗程。

4. 外阴硬化性苔藓

近年来研究表明 ALA-PDT 在 VLS 治疗中具有一定的疗效[22]。一项系统分析显示，ALA-PDT 治疗 VLS 的临床症状改善率为 52%～87.5%，且对上皮下瘀斑、毛细血管扩张、糜烂和皲裂等，以及瘙痒、疼痛、性交困难等改善显著[22-24]。

一项随机对照研究显示,与丙酸氯倍他索相比,ALA-PDT治疗的临床完全缓解率更高,且在持续控制疾病、降低复发方面更有优势[24]。

适应证:组织学 VLS,经检查排除浸润癌和 dVIN,糖皮质激素等药物治疗无效或不良反应无法耐受或复发者。

推荐方案:①病变皮肤黏膜萎缩变薄、色素减退、无明显硬结或粗糙者,推荐直接 ALA-PDT 治疗 1~3 个疗程;②病变伴角化过度,建议先采用激光、微波等方式去除过度增生的表层皮损,提高 ALA 的渗透性,再予 ALA-PDT 治疗 1~2 个疗程。

5. 尖锐湿疣

是目前我国批准的 ALA-PDT 治疗适应证,其推荐等级为 A 级,循证医学证据为 I 级,可作为腔道内(如宫颈、阴道、尿道)尖锐湿疣的一线治疗方法[3]。ALA-PDT 治疗的优势在于敷药及照光面积大,可达到"面清除"效果,同时,可清除亚临床病灶和人乳头瘤病毒(HPV)潜伏感染的细胞。ALA-PDT 治疗尖锐湿疣的疣体清除率为 90.2%～97.8%,复发率仅 4.9%～6.8%[25-26]。其治疗创伤小,治疗后无瘢痕形成,可治疗传统方法不易达到的腔道深部病灶,避免腔道穿孔和狭窄等不良事件。

推荐方案[2]：①宫颈、阴道尖锐湿疣：推荐ALA-PDT治疗1～2个疗程；②外阴尖锐湿疣：地毯状分布或多发小疣体可直接予ALA-PDT治疗；直径>0.5 cm或角化增厚型的疣体，推荐先给予预处理，再予ALA-PDT治疗1～2个疗程；③复发和顽固性病例，治疗一般2～3个疗程；④建议在治疗后的最初3个月，至少每2周随诊1次。3个月后，可根据患者的具体情况，适当延长随访间隔，直至末次治疗后6～9个月。

三、禁忌证

以下情况禁用ALA-PDT：①对红光等激发光源过敏；②卟啉症患者或已知对卟啉过敏；③已知对局部ALA、凝胶或溶液中任何一种成分过敏；④浸润癌；⑤妊娠期、哺乳期女性。高敏体质者慎用。

四、治疗方法和注意事项

1. 治疗流程

①仔细询问病史，核对诊断，排除禁忌证。②签署知情同意书。③定位病灶，确定治疗范围。④药物配制：ALA给药时需考虑药物浓度（质量分数）和用量[2]。女性下生殖道疾病常用ALA药物浓度为20%。用量应根据实际敷药面积确定。配

制后的 ALA 药液稳定性差,建议现配现用。⑤敷药:将无菌脱脂棉球或无菌纱布浸透药液外敷,以覆盖病灶表面及其周边 0.5～1.0 cm 范围为宜,封包(3.5±0.5)h。⑥照光:采用红光(波长 630～635 nm)照射,推荐能量密度 60～150 J/cm²,功率密度 40～120 mW/cm²。⑦根据疾病种类、严重程度和治疗情况确定疗程数。⑧推荐治疗间隔为7～14 天。如遇月经,待月经彻底结束后 1～2 天再行治疗。⑨随访:治疗结束后,建议参照相关疾病的指南共识进行后续的随访和疗效评估。

2. 注意事项

①ALA‐PDT 治疗前应充分沟通,详细告知治疗流程、费用和可能的不良反应,并签署知情同意书。②治疗后建议患者保持治疗部位清洁干燥。③治疗及随访期间,如有特殊不适,及时就诊。④治疗期间禁止性生活。⑤若按疗程治疗后,病灶面积消退<50%,或病变等级无下降,建议联合或换用其他治疗方法。

五、不良反应及处理

1. 常见局部不良反应

①ALA‐PDT 治疗中及治疗后,局部可能发生不同程度的治疗反应,常见为红斑、水肿、瘙痒、烧灼感、疼痛等。一般无需特殊处理,1～3 天可自

行缓解[2]。外阴治疗局部红斑、水肿、瘙痒、烧灼感较为明显时,可予局部冰袋冷敷降温;瘙痒严重时可口服抗组胺药物等对症治疗。②疼痛:是外阴ALA‑PDT治疗时的主要不良反应,通常在治疗开始后几分钟内达到顶峰,照光结束后消失或减轻。常用的缓解措施包括局部冷风、冷喷、两步照光法等。若上述处理措施仍无法缓解,可考虑下次照光前45 min口服曲马多等止痛药、外用局部麻醉药物等。建议在照光开始前5 min密切观察外阴情况,如患者剧烈疼痛或外阴水肿明显,应及时采取干预措施,必要时终止治疗。③阴道分泌物增多:治疗后第1~3天,可能出现分泌物增多现象,一般无需特殊处理。如遇症状加重或伴有严重瘙痒等症状,及时就诊。

2. 少见不良反应

ALA‑PDT治疗后局部偶有水疱、糜烂、溃疡、色素改变等不良反应。对于水疱、糜烂、溃疡应加强创面保护,保持局部干燥、清洁,避免继发感染,必要时给予抗生素乳膏等对症治疗。大部分色素改变可逐渐恢复。少数患者出现小腹坠胀,1~2天后可恢复正常。

本共识基于现有循证医学证据和临床使用经验,对ALA‑PDT治疗女性下生殖道疾病的应用范围、推荐方案、操作及注意事项提出了指导性意见。期待本共识有助于临床医生更好地开展 ALA - PDT。ALA - PDT 尚需更多大样本随机对照研究的数据支持。随着证据的不断积累,专家组将适时对本共识予以更新和补充。

致谢:参与讨论专家(以姓氏笔画为序):王沂峰(南方医科大学珠江医院)、王悦(河南省人民医院)、王新宇(浙江大学医学院附属第一医院)、吕秋波(北京医院)、李长忠(北京大学深圳医院)、李明珠(北京大学人民医院)、杨秋云(河南省人民医院)、吴丹(中国福利会国际和平妇幼保健院)、张友忠(山东大学齐鲁医院)、张玉泉(南通大学附属医院)、张梦真(郑州大学第一附属医院)、张瑜(中南大学湘雅医院)、郄明蓉(四川大学华西第二医院)、周怀君(南京大学医学院附属鼓楼医院)、周家德(安徽医科大学第一附属医院)、赵卫东(中国科学技术大学附属第一医院)、夏百荣(安徽省肿瘤医院)、梁雪芳(广东省中医院)、蔡云朗(东南大学附属中大医院)、滕银成(上海交通大学附属第六人民医院)

参考文献

[1] 楼伟珍,陈飞,杨旎,等.光动力疗法在女性下生殖道疾病中的临床应用[J].中国实用妇科与产科杂

志,2018,34(11):1300 - 1304. DOI:10.19538/j.fk2018110126.

[2] 中华医学会皮肤性病学分会光动力治疗研究中心,中国康复医学会皮肤病康复专业委员会,中国医学装备协会皮肤病与皮肤美容分会光医学治疗装备学组.氨基酮戊酸光动力疗法皮肤科临床应用指南(2021版)[J].中华皮肤科杂志,2021,54(1):1 - 9. DOI:10.35541/cjd.20200731.

[3] 蒋捷,邹健,朱杏榍,等.光动力诊疗中的5-氨基酮戊酸及酯类衍生物的研究进展[J].激光生物学报,2019,28(4):289 - 295. DOI:10.3969/j.issn.10077146.2019.04.001.

[4] 魏丽惠,沈丹华,赵方辉,等.中国子宫颈癌筛查及异常管理相关问题专家共识(二)[J].中国妇产科临床杂志,2017,18(3):286 - 288. DOI:10.13390/j.issn.1672 - 1861.2017.03.041.

[5] 中国医师协会微无创医学专业委员会妇科肿瘤专委会,中国优生科学协会女性生殖道疾病诊治分会,中国优生科学协会肿瘤生殖学分会.阴道上皮内瘤变诊治专家共识(2020)[J].中国实用妇科与产科杂志,2020,36(8):722 - 728. DOI:10.19538/j.fk2020080113.

[6] 李静然,隋龙,吴瑞芳,等.外阴鳞状上皮内病变诊治专家共识[J].中国妇产科临床杂志,2020,21(4):441 - 445. DOI:10.13390/j.issn.1672 - 1861.2020.04.034.

[7] 中国医疗保健国际交流促进会妇儿医疗保健分会外阴阴道疾病项目专家委员会.女性外阴硬化性苔藓临床诊治专家共识(2021年版)[J].中国实用妇科与产科杂志,2021,37(1):70 - 74. DOI:10.19538/j.fk2021010118.

[8] Gu L, Cheng M, Hong Z, et al. The effect of local

photodynamic therapy with 5-aminolevulinic acid for the treatment of cervical low-grade squamous intraepithelial lesions with high-risk HPV infection: A retrospective study [J]. Photodiagnosis Photodyn Ther, 2021, 33: 102172. DOI: 10. 1016/j. pdpdt. 2020. 102172.

[9] Niu J, Cheng M, Hong Z, et al. The effect of 5-aminolaevulinic acid photodynamic therapy versus CO_2 laser in the treatment of cervical low-grade squamous intraepithelial lesions with high-risk HPV infection: a non-randomized, controlled pilot study [J]. Photodiagnosis Photodyn Ther, 2021, 36: 102548. DOI:10.1016/j. pdpdt.2021.102548.

[10] 王秀丽,姚红霞,缪飞,等. 5 -氨基酮戊酸光动力疗法治疗宫颈上皮内瘤样病变 I 级[J]. 中华临床医师杂志(电子版),2011,5(16):4751 - 4755. DOI:10. 3877/cma. j. issn. 1674 - 0785. 2011. 16. 027.

[11] Inada NM, Buzzá HH, Leite MFM, et al. Long term effectiveness of photodynamic therapy for CIN treatment [J]. Pharmaceuticals (Basel), 2019, 12 (3):107. DOI:10.3390/ph12030107.

[12] Ma L, Gao X, Geng L, et al. Efficacy and safety of photodynamic therapy mediated by 5-aminolevulinic acid for the treatment of cervical intraepithelial neoplasia 2: A single-center, prospective, cohort study [J]. Photodiagnosis Photodyn Ther, 2021, 36:102472. DOI:10.1016/j. pdpdt. 2021. 102472.

[13] Wu A, Li Q, Ling J, et al. Effectiveness of photodynamic therapy in women of reproductive age with cervical high-grade squamous intraepithelial lesions (HSIL/CIN2) [J]. Photodiagnosis Photodyn Ther, 2021, 36:102517. DOI:10. 1016/

j. pdpdt. 2021. 102517.

[14] Bodner K, Bodner-Adler B, Wierrani F, et al. Cold-knife conization versus photodynamic therapy with topical 5-aminolevulinic acid (5 - ALA) in cervical intraepithelial neoplasia (CIN) Ⅱ with associated human papillomavirus infection: a comparison of preliminary results [J]. Anticancer Research, 2003, 23(2C): 1785 - 1788.

[15] Mizuno M, Mitsui H, Kajiyama H, et al. Efficacy of 5-aminolevulinic acid and LED photodynamic therapy in cervical intraepithelial neoplasia: A clinical trial [J]. Photodiagnosis Photodyn Ther, 2020, 32: 102004. DOI: 10. 1016/j. pdpdt. 2020. 102004.

[16] Cai H, Ma T, Che Y, et al. Loop electrosurgical excision procedure followed by 5-aminolevulinic acid photodynamic therapy for cervical intraepithelial neoplasia, a report of six cases [J]. Photodiagnosis Photodyn Ther, 2020, 29: 101650. DOI: 10. 1016/j. pdpdt. 2020. 101650.

[17] Maździarz A. Successful pregnancy and delivery following selective use of photodynamic therapy in treatment of the cervix and vulva diseases [J]. Photodiagnosis Photodyn Ther, 2019, 28: 65 - 68. DOI: 10. 1016/j. pdpdt. 2019. 07. 004.

[18] Zhang T, Hu R, Tang Y, et al. The effect of local photodynamic therapy with 5-aminolevulinic acid in the treatment of vaginal intraepithelial lesions with high-risk HPV infection. Photodiagnosis Photodyn Ther, 2022, 37: 102728. DOI: 10. 1016/j. pdpdt. 2022. 102728.

[19] Fehr MK, Hornung R, Schwarz VA, et al. Photodynamic therapy of vulvar intraepithelial

neoplasia Ⅲ using topically applied 5-aminolevulinic acid [J]. Gynecol Oncol, 2001, 80(1): 62 - 66. DOI: 10.1006/gyno.2000.6028.

[20] Fehr MK, Hornung R, Degen A, et al. Photodynamic therapy of vulvar and vaginal condyloma and intraepithelial neoplasia using topically applied 5-aminolevulinic acid [J]. Lasers Surg Med, 2002, 30 (4): 273 - 279. DOI: 10.1002/lsm.10048.

[21] Zhao S, Liu D, Shi W, et al. Efficacy of a new therapeutic option for vulvar intraepithelial neoplasia: superficial shaving combined with photodynamic therapy [J]. Lasers Surg Med, 2020, 52(6): 488 - 495. DOI: 10.1002/lsm.23185.

[22] Maździarz A, Osuch B, Kowalska M, et al. Photodynamic therapy in the treatment of vulvar lichen sclerosus [J]. Photodiagnosis Photodyn Ther, 2017, 19: 135 - 139. DOI: 10.1016/j.pdpdt.2017.05.011.

[23] Prodromidou A, Chatziioannou E, Daskalakis G, et al. Photodynamic therapy for vulvar lichen sclerosus — A systematic review [J]. J Low Genit Tract Dis, 2018, 22(1): 58 - 65. DOI: 10.1097/LGT.0000000000000362.

[24] Shi L, Miao F, Zhang LL, et al. Comparison of 5-aminolevulinic acid photodynamic therapy and clobetasol propionate in treatment of vulvar lichen sclerosus [J]. Acta Derm Venereol, 2016, 96(5): 684 - 688. DOI: 10.2340/00015555 - 2341.

[25] 王秀丽,缪飞,张玲琳,等. 5-氨基酮戊酸光动力疗法治疗宫颈尖锐湿疣临床研究[J]. 中华皮肤科杂志,2010,43(10):694 - 697. DOI:10.3760/cma.j.issn.0412 - 4030.2010.10.007.

[26] Du J, Lu XN, Li F, et al. Comparison between photodynamic therapy with topical application of 5-aminolevulinic acid and CO_2 laser therapy in the treatment of cervical condylomata acuminate: a randomized controlled trial [J]. Int J Clin Exp Med, 2015,8(7):11342 - 11346.

附录 2 光动力疗法治疗知情同意书

姓名：　　　　年龄：　　　　门诊号：

5-氨基酮戊酸光动力疗法（ALA-PDT）是以光、光敏剂和氧的相互作用为基础的一种新的疾病治疗手段。当给予外源性光敏剂后，肿瘤细胞或增生旺盛的细胞可优先选择性吸收光敏剂，经过一系列酶促反应在线粒体内生成光敏性物质原卟啉Ⅸ（PpⅨ）。在特定波长的激发光源照射下 PpⅨ 被激活，吸收光能转化给周边氧分子，生成单态氧、氧自由基等活性氧物质，通过氧化损伤作用破坏靶组织细胞器的结构和功能，以达到治疗目的。

疾病介绍和治疗建议

医生已告知我患有＿＿＿＿＿＿，需要进行 ALA-PDT 治疗。

治疗方案：每隔 7～14 天来医院进行 1 次光动力治疗，治疗 3 次为 1 个疗程，具体治疗疗程由临床医生根据疾病情况判断。治疗流程：将配制好的20% ALA 溶液均匀敷于病灶及其周边组织（若为宫颈病变,推荐宫颈管与宫颈面均用药),医用塑料薄膜封包,敷药时间为 3～4 h,后用发光波长为 630～635 nm 的光动力治疗仪照射,推荐能量密度在 60～150 J/cm²,功率密度 40～120 mW/cm²。

潜在风险

医生已告知我 ALA‑PDT 治疗疾病可能发生的一些风险,有些不常见的风险可能没有在此列出,如果我有特殊的问题,可与我的医生讨论。

我理解任何药物都可能产生不良反应,包括轻度恶心、皮疹等症状,以及严重的过敏性休克,甚至危及生命。

我理解治疗可能发生的风险及局限性:该治疗没有报道系统性不良反应,主要不良反应为红斑、水肿、瘙痒、疼痛、阴道分泌物增多等,少见不良反应包括水疱、糜烂、溃疡、色素改变及小腹坠胀等;因患者的个体差异性及疾病发展等不确定因素而导致疗效不佳。

注意事项

(1) 治疗期间忌酒及辛辣食物,注意休息。

(2) 治疗期间需注意休息,避免性生活。

(3) 我理解如果我不遵医嘱,可能影响治疗效果。

(4) 我明白在本次治疗中,在不可预见的情况下,可能需要其他附加操作或变更治疗方案。

患者知情选择

□我的医生已经告知我将要进行的治疗方式、治疗及治疗后可能发生的并发症和风险、可能存在的其他治疗方法,并且解答了我关于治疗的相关问题。

□我同意在治疗中医生可以根据我的病情对预定的治疗方式做调整。

□我同意进行此项治疗,并遵医嘱完成必要的疗程。

□我并未得到治疗百分之百成功的许诺。

□我授权医师对治疗涉及的病变组织、器官或标本进行处置,包括病理学检查、细胞学检查和医疗废物处理等。

□我对医院治疗前后的照相表示理解和接受,并且同意医院将照片用于学术交流、发表论文和科研教学。

我已理解知晓上述全部告知内容,经慎重考虑同意进行光动力治疗并愿意承担由此产生的全部合理的治疗风险和费用。

患者/法定监护人/委托代理人/签名:

日期:

医生陈述

我已经告知患者将要进行的治疗方式、治疗

及治疗后可能发生的并发症和风险、可能存在的
其他治疗方法，并且解答了患者关于治疗的相关
问题。

医生签名： 日期：

附录3　ALA‑PDT 治疗记录表

姓名：　　　　　　年龄：

孕产次：　　　　　联系电话：

临床诊断：

□宫颈 LSIL　□宫颈 HSIL(CIN____)

□阴道 LSIL　□阴道 HSIL　□尖锐湿疣

□外阴 LSIL　□外阴 HSIL

□外阴硬化性苔藓　　　　　□其他_____

相关手术史：□无　□有_____

治疗前检查结果：

细胞学检查：_____　HPV 检查：_____

阴道镜检查：_____

转化区：□1 型　□2 型　□3 型

组织病理学检查：_____

ECC：_____

病变位于宫颈：

本次为第____次治疗，日期：_____

治疗方案：ALA（118 mg/支）_____支/次，共_____次治疗

配制 20% 浓度的药物，标准使用剂量为 38 mg/cm^2，118 mg ALA 药物可用于直径 2 cm（3.14 cm^2）范围的圆形病变或敷药范围。避光封包 3～4 h 后，采用 635 nm 红光进行照射，能量密度 60～150 J/cm^2，功率密度 40～120 mW/cm^2。

治疗次数依据疾病情况判断，两次治疗间隔 7～14 天。

敷药部位：□宫颈面　　　□宫颈管

　　　　　　　□阴道_____　□阴道穹隆_____

　　　　　　　□外阴_____　□其他_____

敷药时间：_____

照光功率密度（mW/cm^2）：_____

照光时长：_____

治疗中出现的治疗反应：

□无

□疼痛　部位：____　程度：____　处理方法：____

□阴道/外阴瘙痒　　□水疱、糜烂、溃疡

□小腹坠胀　　　　□分泌物增多

□其他_____